PALLIATIVE CARE
ESSENTIAL DRUGS

緩和ケア エッセンシャルドラッグ

症状アセスメント & マネジメント

第 4 版

恒藤 暁
京都大学大学院医学研究科教授・人間健康科学系専攻

岡本禎晃
市立芦屋病院・薬剤科部長

医学書院

緩和ケアエッセンシャルドラッグ

発　行	2008 年 6 月 1 日	第 1 版第 1 刷
	2009 年 11 月 1 日	第 1 版第 4 刷
	2011 年 9 月 15 日	第 2 版第 1 刷
	2013 年 8 月 1 日	第 2 版第 3 刷
	2014 年 10 月 1 日	第 3 版第 1 刷
	2016 年 10 月 15 日	第 3 版第 3 刷
	2019 年 4 月 1 日	第 4 版第 1 刷 ©
	2023 年 7 月 1 日	第 4 版第 3 刷

著　者　恒藤　暁・岡本禎晃
　　　　（つねとう　さとる）（おかもとよしあき）

発行者　株式会社　医学書院
　　　　代表取締役　金原　俊
　　　　〒113-8719　東京都文京区本郷 1-28-23
　　　　電話　03-3817-5600（社内案内）

印刷・製本　アイワード

本書の複製権・翻訳権・上映権・譲渡権・貸与権・公衆送信権（送信可能化権
を含む）は株式会社医学書院が保有します.

ISBN978-4-260-03803-4

本書を無断で複製する行為（複写，スキャン，デジタルデータ化など）は，「私
的使用のための複製」など著作権法上の限られた例外を除き禁じられています.
大学，病院，診療所，企業などにおいて，業務上使用する目的（診療，研究活
動を含む）で上記の行為を行うことは，その使用範囲が内部的であっても，私的
使用には該当せず，違法です. また私的使用に該当する場合であっても，代行
業者等の第三者に依頼して上記の行為を行うことは違法となります.

JCOPY 〈出版者著作権管理機構　委託出版物〉
本書の無断複製は著作権法上での例外を除き禁じられています.
複製される場合は，そのつど事前に，出版者著作権管理機構
（電話 03-5244-5088, FAX 03-5244-5089, info@jcopy.or.jp）の
許諾を得てください.

iii

第 4 版の序

　本書の第 3 版を 2014 年に発行してから 4 年以上が経過した．この間，緩和ケアの教育と実践は広がりをみせている．特に 2018 年度の診療報酬改定において，緩和ケアの適応疾患に末期心不全も加わったことは特記すべきことである．わが国では，これまでががん患者を対象とした緩和ケアが強調されてきたが，これからはがん患者だけでなく非がん患者にも緩和ケアを提供する流れになっていくであろう．緩和ケアにおける症状マネジメントは，進行がんや終末期がんの患者を中心に論じられてきており，本書もそうであった．今後は，症状マネジメントにおいて患者の疾患，全身状態，生命予後などによって類似する点と相違する点を議論しながら整理していくことが課題となる．

　この 4 年間にオピオイドの種類や剤型が増加した．それ自体は痛みをマネジメントしていくうえでメリットとなることが多いが，逆に誤解や混乱をもたらし，不適切な使用になっている場合も散見されるようになった．本書では筆者らが必要と判断したオピオイドを掲載した．また，オピオイドの換算は，従来のものに筆者らの考えを組み入れて「主要なオピオイドの換算図」と「生物学的利用率を考慮したオピオイドの換算図」を作成し，表紙の見返しに掲載した．どのような換算比であっても理論と実践は異なるため，オピオイドの変更後に繰り返しアセスメントしながら投与量を調整する必要がある．

　今版の改訂点として，これまでに本書に寄せられたご意見を参考にしながら，第 3 版の「Point」の見出しを，臨床上重要な点としての「Clinical Points」と薬剤の主な特

徴を記載した「Drug Profile」に分けるとともに，新薬を中心に掲載薬剤を充実させた．また，「症状マネジメントの概説」は全面改訂し，より読みやすくなるよう本文デザインも変更した．一方，本書の特徴であるポケットサイズを維持するために，相互作用は作用機序の記載に留めるようにし，添付文書の記載方法の変更に伴い本書も調整を行った．

　本書が緩和ケアの実践に少しでも役立てられれば嬉しい限りである．今回は大幅な改訂を行っており，読者諸氏からのさらなるご意見・ご教示をいただければ幸いである．

　2019 年 3 月

恒藤　　暁
岡本　禎晃

初版の序 ◆ 本書の目的

　　世界保健機関は，2002 年に「緩和ケアとは，生命を脅かす疾患に起因した諸問題に直面している患者と家族のQOL を改善する方策で，痛み，その他の身体的，心理的，スピリチュアルな諸問題の早期かつ確実な診断，早期治療によって苦しみを予防し，苦しみから解放することを目標とする」と定義を改訂している．緩和ケアでは全人的苦痛（total pain）からの解放が中核である．

　　わが国では「がん対策基本法」が 2007 年 4 月から施行された．その第 16 条において「国および地方公共団体は，がん患者の状況に応じて疼痛等の緩和を目的とする医療が早期から適切に行われるようにすること，居住においてがん患者に対しがん医療を提供するための連携協力体制を確保すること，医療従事者に対するがん患者の療養生活の質の維持向上に関する研修の機会を確保すること，その他のがん患者の療養生活の質の維持向上のために必要な施策を講ずるものとする」と明記され，緩和ケアの実践と教育・研修が重要課題になっている．

　　「緩和ケアの学習はどこから始めたらよいか」と尋ねられることがあるが，症状マネジメントが緩和ケアの出発点であると考えている．症状マネジメントは緩和ケア実践の手段であり，緩和ケアの目指すものはより広くて深いものである．症状マネジメントなしには緩和ケアを実践することは困難である．そして，症状マネジメントの必須薬，つまりエッセンシャルドラッグを習得することが，緩和ケア実践の近道である．症状マネジメントにおける薬物療法は"両刃の剣"である．薬剤を適切に使用することで患者の

QOL を改善させえる一方で，不適切に投与すると QOL を損ねることになる．

　本書では，"国際ホスピス緩和ケア協会による緩和ケア必須薬"を基にわが国の実情に即して約 50 種類のエッセンシャルドラッグを厳選し，さらに症状マネジメントと薬剤情報を有機的にまとめるように努めた．これらの薬剤により緩和ケアでみられる 9 割の症状マネジメントが網羅されているものと考える．本書の薬剤情報が患者の症状マネジメントに大いに役立てられることを願っている．なお，発行時点の最新・最善と考えられる情報を掲載するように努力を払ったが，薬剤使用の際には，最新の医薬品添付文書などで確認していただきたい．

　今後，本書の内容を更に充実させたいと願っており，お読みになった方々からのご意見やご教示をお寄せいただければ幸いである．

　2008 年 5 月

恒藤　　暁
岡本　禎晃

目次

Ⅰ 本書の構成と使用法	1
Ⅱ WHO 必須医薬品モデル・リスト	11
Ⅲ 症状マネジメントの原則	15
Ⅳ 症状マネジメントの概説	19

1 がん疼痛	20
2 がん食欲不振・悪液質	30
3 がん関連倦怠感	33
4 悪心・嘔吐	36
5 腸閉塞	40
6 便秘	45
7 下痢	50
8 腹水	54
9 呼吸困難	59
10 咳嗽	64
11 胸水	68
12 気道分泌過多	71
13 転移性脳腫瘍	74
14 脊髄圧迫	78
15 高カルシウム血症	81
16 不安	85
17 抑うつ	89
18 せん妄	93
19 不眠症	97
20 苦痛緩和のための鎮静	100

viii　目次

Ⅴ エッセンシャルドラッグ(50音順) ······················ 105

- アセトアミノフェン ······························ 106
- アセナピン ···································· 109
- アゾセミド ···································· 112
- アミトリプチリン ······························ 114
- アリピプラゾール ······························ 117
- エスシタロプラム ······························ 120
- エスゾピクロン ································ 123
- オキシコドン経口剤 ···························· 125
- オキシコドン注射剤 ···························· 128
- オクトレオチド ································ 131
- オランザピン ·································· 134
- ガバペンチン ·································· 137
- クエチアピン ·································· 140
- ケタミン ····································· 143
- コデイン ····································· 146
- 酸化マグネシウム ······························ 149
- ジアゼパム ···································· 152
- ジフェンヒドラミン・ジプロフィリン配合剤 ········· 155
- ジメンヒドリナート ···························· 157
- スピロノラクトン ······························ 159
- スボレキサント ································ 162
- セルトラリン ·································· 164
- ゾルピデム ···································· 167
- ゾレドロン酸 ·································· 169
- タペンタドール ································ 172
- デキサメタゾン ································ 175

目次　ix

- デノスマブ……………………………………… 179
- デュロキセチン………………………………… 182
- トラマドール…………………………………… 185
- トルバプタン…………………………………… 188
- ドンペリドン…………………………………… 191
- ナルデメジン…………………………………… 194
- ノルトリプチリン……………………………… 196
- バルプロ酸……………………………………… 199
- ハロペリドール………………………………… 202
- ピコスルファート……………………………… 205
- ヒドロモルフォン経口剤……………………… 207
- ヒドロモルフォン注射剤……………………… 210
- フェンタニル経皮吸収型製剤（1日貼付型製剤）……… 213
- フェンタニル経皮吸収型製剤（3日貼付型製剤）……… 216
- フェンタニル舌下錠…………………………… 219
- フェンタニルバッカル錠……………………… 222
- フェンタニル注射剤…………………………… 225
- ブチルスコポラミン臭化物…………………… 228
- ブプレノルフィン……………………………… 231
- フルニトラゼパム……………………………… 234
- フルルビプロフェン…………………………… 236
- プレガバリン…………………………………… 239
- プレドニゾロン………………………………… 242
- プロクロルペラジン…………………………… 246
- フロセミド……………………………………… 249
- ブロマゼパム…………………………………… 252
- プロメタジン…………………………………… 255

x　　目次

- ■ベタメタゾン……………………………………258
- ■ベンラファキシン………………………………262
- ■ミダゾラム………………………………………265
- ■ミルタザピン……………………………………268
- ■メサドン…………………………………………271
- ■メトクロプラミド………………………………275
- ■モルヒネ…………………………………………278
- ■ラコサミド………………………………………282
- ■リスペリドン……………………………………284
- ■リドカイン………………………………………287
- ■ロペラミド………………………………………290
- ■ロラゼパム………………………………………292

参考図書………………………………………294

索引

　薬効別索引………………………………………295
　薬剤名索引………………………………………300
　事項索引…………………………………………306

ご注意

　本書に記載されている治療法に関しては，出版時点における
最新の情報に基づき，正確を期するよう，著者ならびに出版社
はそれぞれ最善の努力を払っています．しかし，医学，医療の
進歩からみて，記載された内容があらゆる点において正確かつ
完全であると保証するものではありません．

　したがって実際の治療，および，熟知していないあるいは汎
用されていない医薬品の使用にあたっては，読者御自身で細心
の注意を払われるようお願いいたします．

　本書記載の治療法・医薬品がその後の医学研究ならびに医療
の進歩により本書発行後に変更された場合，その治療法・医薬
品による不測の事故に対して，著者ならびに出版社はその責を
負いかねます．

株式会社　医学書院

I

本書の構成と使用法

I 本書の構成と使用法

　本書は総論と各論から構成されている．総論は，「Ⅱ WHO 必須医薬品モデル・リスト」「Ⅲ 症状マネジメントの原則」「Ⅳ 症状マネジメントの概説」の3つからなる．

　「Ⅱ WHO 必須医薬品モデル・リスト」では，必須医薬品モデル・リストが作成された経緯について概説した．

　「Ⅲ 症状マネジメントの原則」では，要点を説明した．

　「Ⅳ 症状マネジメントの概説」では，各症状の概念，方針，マネジメント，ケアについて簡潔に記した．

　各論の「Ⅴ エッセンシャルドラッグ」では，「Ⅱ WHO 必須医薬品モデル・リスト」を基にわが国の実情に即して 59 成分（65 製剤）のエッセンシャルドラッグを厳選した．これらの薬剤を五十音順に並べて，下記の項目について概説している．

　巻末の参考図書では，最新の緩和ケアに関する有用な書籍を掲載した．索引は，事項索引，薬効別索引と薬剤名索引を作成した．

　本書の使用法としては，薬剤の一般名（成分名）と代表的な商品名，症状，症状マネジメントの点から検索し，必要なところを活用していただきたい．

「Ⅴ エッセンシャルドラッグ」の主な見出し

アセトアミノフェン
acetaminophen
■カロナール®，アセリオ®

- 成分名和名を「日本医薬品集」に準拠して記載
- 塩基などは原則として削除
- 成分名英名を和名の下に記載
- 代表的な商品名を成分名英名の下に記載

Clinical Points
- 薬剤を使用するうえで臨床上重要な点を記載

Drug Profile
- 薬剤の主な特徴を記載

分類

- 薬効分類を薬剤の特徴がわかるように記載
- 医薬品添付文書などの薬効分類と異なる場合がある

剤形・規格単位

- 先発品名を中心に記載（「日本医薬品集」に準拠）
- 製品名®；剤形（成分量）を記載

適応

- 無印は保険適用のある疾患・症状
- ＊印は保険適用がないが，緩和ケア領域で使用される薬剤の対象となる疾患・症状で，国内外の緩和ケア領域の文献などで報告がある
- ＊印の使用にあたっては患者と家族への十分な説明と同意が必要

禁忌

- 禁忌症はその薬剤を使用してはならない疾患・症状
- 併用禁忌は併用してはならない薬剤
- 禁忌の理由や機序を括弧内に記載
- 「薬剤の成分に対する過敏症の既往歴のある患者」は便宜上削除

用法・用量

- 複数の効果が期待できる薬剤においては，用法・用量の異なるものを，1，2，3……として効果別に記載
- ＊印は保険適用がないが，緩和ケア領域で使用される薬剤の用法・用量

主な副作用

- 国内外の文献などにある副作用のうち，筆者らが重要と考えるものを記載
- 副作用は新たなものが報告されると医薬品添付文書に順次追加されるので，最新の医薬品添付文書で確認のうえ使用すること
- 「重大な副作用」の頻度は低いが，発現すると生命にかかわる場合もあることから，その初期症状を患者と家族に説明すること

相互作用
- 医薬品添付文書にある主要な相互作用の理由や機序を記載

薬物動態

1 生物学的利用率(bioavailability)
- 静脈内注射以外の方法で投与された薬剤が,吸収や初回通過効果によって減少した後,循環血液中に到達した未変化体の薬剤の割合
- 静脈内注射は理論上100%である

2 効果発現時間(onset of action)
- 薬剤を投与してから効果が発現し始めるまでの時間

3 作用時間(duration of action)
- 効果が発現してから作用が持続している時間
- 血中濃度と相関しない場合がある

4 Tmax(maximum drug concentration time)
- 最高血中濃度到達時間
- 薬剤投与後,血中濃度が最高濃度に到達するまでの時間

5 半減期(half-life)
- 最高血中濃度がその半分の血中濃度になるまでのTmaxからの時間(薬剤を投与してからの時間ではない)

6 代謝(metabolism)
- 代謝は薬物代謝酵素と抱合に分けて記載
- 薬物代謝酵素については相互作用の見出し内にて解説

7 排泄(excretion)
- 尿中と糞便中の割合を記載

8 蛋白結合率(plasma protein binding)
- 総薬剤量に対する血漿中アルブミンやリポ蛋白,α1-酸性糖蛋白などの蛋白に結合している薬剤量の割合
- 蛋白結合率が低いと,分布容積,消失速度定数,肝クリアランス,腎クリアランスが増大し,半減期は減少する

慎重投与
- 医薬品添付文書にある慎重投与の項目を記載
- その理由や機序を括弧内に記載

5

▌体内動態の概説

1 吸収（absorption）

　薬物分子は生体膜（細胞膜）を通過して循環血液中に入り，標的臓器である作用部位に到達する．薬物分子の生体膜通過の経路には，①脂溶性拡散（大部分の薬物分子），②水溶性拡散，③促通拡散，④能動輸送，⑤開口分泌，⑥貪食作用，⑦イオンチャネル，⑧イオン交換機構がある．また，薬物分子の生体膜通過に影響を与える要因として，①薬物分子の大きさ，②脂溶性の程度，③吸収面積，④濃度勾配，⑤pHなどがある．なお，薬物分子の吸収は投与経路によって異なる．

a）経口投与

　簡便であり，患者への侵襲が最も少ない投与経路である．吸収は，①消化管の吸収面積，②吸収部位への血流量，③その薬剤の物理学的性状（水溶性が低いと吸収が遅くなる），④吸収部位における濃度，などの影響を受ける．このほかに，⑤胃内容物の排出速度，⑥胃内pH，⑦小腸の代謝酵素活性，⑧腸内細菌叢などの患者側の要因に影響される．

b）静脈内投与

　生物学的利用率は100％かつ迅速であり，速効性がみられ，吸収において影響を受ける要因はない．しかし，急激な血中濃度の上昇により中毒症状を起こす危険性がある．

c）皮下投与

　吸収速度は一定で，静注より緩徐であるため，皮下投与用として持続性をもたせた製剤がある．ただし，組織に刺激を与える薬剤では，局所の痛みや壊死，組織の脱落などを起こす危険性があるので，投与できないものがある．

d）筋肉内投与

　皮下投与よりも多量の投与が可能であり，吸収は投与部位の血流に依存している　マッサージや局所の加温，運動などの影響を受ける．

e）舌下投与

　非イオン型で脂溶性の高い薬剤においては，吸収が極めて速い．また，口腔粘膜から吸収された薬剤は上大静脈へ移行するため，肝臓での初回通過効果を受けず全身循環に入る．

f）直腸内投与

　吸収された薬剤の約半分は肝臓を通過しないため，初回通過効果の

影響は経口投与より少ない. しかし, 吸収自体が不安定で, 多くの薬剤で直腸粘膜の刺激を誘発する.

2 体内分布 (distribution)

薬物分子は生体内全水分 (0.6 L/kg), 細胞外液 (0.2 L/kg), 血液 (0.08 L/kg), 血清 (0.04 L/kg), 脂肪 (0.2〜0.35 L/kg), 骨 (0.07 L/kg) へ不均一に分布する. 薬剤は, 全身血液中に入った後に間質液および細胞内液に分布する. 薬剤は血流のよい臓器 (肝臓, 腎臓, 脳など) へ最初に取り込まれ, そのほかの臓器 (大部分の内臓, 皮膚, 脂肪, 骨など) へはその後, 緩徐に移行する. 体内分布量は, 薬物分子の不活性結合部位, 蛋白結合率, 血流量, 膜透過性, 組織溶解度などで規定される. 血漿蛋白結合は, 主に酸性の薬剤はアルブミンと, 塩基性の薬物は α1-酸性糖蛋白と結合し, 他の蛋白質とはほとんど結合しない.

3 代謝 (metabolism)

薬剤は原則的に吸収されてから排泄されるまでの期間に, 肝臓, 消化管, 肺, 皮膚, 腎臓で代謝されるが, 特に肝臓が重要である. 代謝は第 I 相反応と第 II 相反応により, その化学的性質が脂溶性から水溶性に変化する. 第 I 相反応では, 薬剤は薬物代謝酵素であるシトクローム P450 (cytochrome P450：CYP) に依存する酸化, CYP 非依存性酸化, 還元, 加水分解を受ける. 第 II 相反応では, グルクロン酸抱合, アセチル化反応, グルタチオン抱合, グリシン抱合, 硫酸抱合, メチル化反応を受ける.

多くの脂溶性薬剤は, 薬物代謝酵素により酸化, 還元, 抱合といった過程を経て, 一般的に親水性の不活性な化合物に変化し, 尿中より排泄される. 薬物代謝酵素には様々なものが存在するが, 相互作用などにかかわる重要なものは CYP である.

CYP による代謝を受ける薬剤の代謝速度は, CYP の活性の強さと量によって変動する. CYP の量は外的要因によって変化することが知られている. 外的要因により CYP の遺伝子の転写・翻訳が亢進あるいは抑制し, その蛋白質の量が変化する. この外的要因には薬剤や食品 (健康食品を含む) などがあり, これが CYP の誘導あるいは阻害に関与し, 薬物相互作用の原因になる.

薬剤が代謝される場合, 数種類の CYP による酸化, 還元, 抱合を受ける. CYP が誘導されると代謝は亢進する. しかし, CYP が阻害されても他の代謝経路があれば, 臨床上問題にならないことがある.

また，代謝物においては活性のある代謝物（活性代謝物）と活性のない代謝物があり，活性代謝物は蓄積性の副作用が発現することがあるので注意する．

CYP には遺伝子配列による分子種があり，分子種には基質特異性が存在する．また，分子種には遺伝子多型があり，これが個人差として作用の強さや副作用の発現に関係している．しかし，すべての分子種と薬剤の関係を記憶することは困難であり，また日々進歩している分野であることから，相互作用については最新の医薬品添付文書を絶えず確認することが望ましい（次頁の**表**）．

相互作用には，①薬物動態的相互作用：体内動態（吸収，体内分布，代謝，排泄）に影響を与えるもの，②薬力学的相互作用：同じ臨床効果がある薬剤間に生じる相加的または相乗的な作用や，その逆の拮抗作用，がある．医薬品添付文書では，CYP が関係するものは概念として記載されている．本書では，相互作用における CYP の誘導と阻害を記載した．

4 排泄 (excretion)

排泄に関与する臓器は，腎臓，肝臓，消化管，肺，汗腺，乳腺などである．腎臓では，脂溶性薬物分子は遠位尿細管で急速に効率よく再吸収されるが，水溶性薬物分子は再吸収されずに尿中に排泄される．

5 薬物動態に影響を与える因子

薬物動態に影響を与える因子として，①年齢，②性別，③人種，④食事，⑤併用薬剤，⑥疾患などがある．

8 　I 本書の構成と使用法

表 薬物代謝酵素とその基質薬剤および酵素阻害剤，酵素誘導剤・要因の代表例

CYP ファミリー	基質となる薬剤	酵素阻害剤	酵素誘導剤・要因
CYP1A2	アセトアミノフェン アミトリプチリン イミプラミン オランザピン カフェイン	キノロン系抗菌剤 グレープフルーツジュース シメチジン フルボキサミン ベラパミル オメプラゾール	喫煙 フェノバルビタール カルバマゼピン インスリン セントジョーンズワード
CYP2C9	アミトリプチリン イミプラミン フェニトイン ワルファリン 非ステロイド性抗炎症薬	シメチジン フルコナゾール フルバスタチン ミコナゾール	カルバマゼピン フェノバルビタール リファンピシン
CYP2C19	アミトリプチリン イミプラミン ジアゼパム フェノバルビタール 多くの PPI	ケトコナゾール フルボキサミン フルオキセチン 多くの PPI	リファンピシン カルバマゼピン プレドニゾロン
CYP2D6	三環系抗うつ薬 オキシコドン オンダンセトロン コデインリン酸塩 タモキシフェン パロキセチン ハロペリドール フルボキサミン ベンラファキシン メキシレチン リスペリドン 多くの PPI	アミオダロン キニジン シメチジン セルトラリン パロキセチン ハロペリドール シメチジン フルボキサミン	知られていない

〈次頁へつづく〉

〈前頁のつづき〉

CYP ファミリー	基質となる薬剤	酵素阻害剤	酵素誘導剤・要因
CYP2E1	アセトアミノフェン エタノール カフェイン	イソニアジド ジスルフィラム	イソニアジド 飲酒
CYP3A4	アセトアミノフェン アミトリプチリン イミプラミン オメプラゾール カルバマゼピン コデインリン酸塩 コルチコステロイド ジアゼパム ゾルピデム トリアゾラム ニフェジピン ブプレノルフィン フルニトラゼパム ミダゾラム メロキシカム リドカイン	イトラコナゾール エリスロマイシン オメプラゾール クラリスロマイシン グレープフルーツジュース ケトコナゾール シメチジン ニフェジピン パロキセチン フルコナゾール フルボキサミン ミコナゾール ミダゾラム	カルバマゼピン デキサメタゾン フェノバルビタール リファンピシン

Ⅱ

WHO 必須医薬品
モデル・リスト

世界保健機関（World Health Organization：WHO）は「WHO 必須医薬品モデル・リスト」（WHO Model Lists of Essential Medicines）を策定し，定期的に改訂している．最新の第 20 版は 2017 年に公表されており，成人用と小児用の 2 種類のものがある（http://www.who.int/medicines/publications/essentialmedicines/en/）.

成人用の「WHO 必須医薬品モデル・リスト」では，30 のセクションに 433 の医薬品が収載されている（**表 1**）．必須医薬品は，①有効性，②安全性，③経済性の観点とともに，開発途上国での最小限必要な医薬品としての入手しやすさが考慮されており，医療援助の際の指標ともされている．

緩和ケアに関する必須医薬品は，2 番目のセクションとして「痛みと緩和ケアのための薬」（Medicines for Pain and Palliative Care）となっている（**表 2**）．このセクションでは，①非オピオイド鎮痛薬と非ステロイド性抗炎症薬，②オピオイド鎮痛薬，③緩和ケアで多くみられる他の症状のための薬，に分類されており，22 の薬剤が収載されている．

本書では，「WHO 必須医薬品モデル・リスト」を参考にしながら，わが国の現状に合うように薬剤を選定した．

13

表1　WHO 必須医薬品モデル・リスト 第20版（成人用）

1. 麻酔薬と酸素 [13]
2. 痛みと緩和ケアのための薬剤 [22]
3. 抗アレルギー薬とアナフィラキシー治療薬 [5]
4. 解毒剤と中毒治療薬 [16]
5. 抗痙攣薬／抗てんかん薬 [11]
6. 抗感染症薬 [157]
7. 抗片頭痛薬 [4]
8. 悪性腫瘍薬と免疫抑制薬 [50]
9. 抗パーキンソン病薬 [2]
10. 血液に作用する薬剤 [15]
11. 血液製剤と血漿代用薬 [11]
12. 心血管系に作用する薬剤 [25]
13. 皮膚科用薬 [18]
14. 診断試薬 [7]
15. 殺菌消毒薬 [7]
16. 利尿薬 [7]
17. 消化器系に作用する薬 [11]
18. 内分泌系薬と避妊薬 [28]
19. 免疫系に作用する薬 [26]
20. 筋弛緩薬（末梢性）とコリンエステラーゼ阻害薬 [6]
21. 眼科用薬 [16]
22. 子宮収縮薬と子宮収縮抑制薬 [5]
23. 腹膜透析液 [1]
24. 精神科領域の薬剤 [14]
25. 呼吸器系に作用する薬剤 [6]
26. 電解質・酸塩基平衡補正薬 [8]
27. ビタミンとミネラル [12]
28. 耳鼻咽喉科領域の薬剤 [4]
29. 新生児医療領域の薬剤 [6]
30. 関節疾患（痛風，リウマチ様疾患）のための薬剤 [8]

＊括弧内（[　]）の数字は薬剤の収載数（一部重複あり）

14　**Ⅱ** WHO 必須医薬品モデル・リスト

表2　痛みと緩和ケアのための薬剤

1. 非オピオイド鎮痛薬と非ステロイド性抗炎症薬
    アセチルサリチル酸
    イブプロフェン
    アセトアミノフェン

2. オピオイド鎮痛薬
    コデイン
    フェンタニル
    モルヒネ
    メサドン

3. 緩和ケアで多くみられる他の症状のための薬剤
    アミトリプチリン
    cyclizine（制吐薬）
    デキサメタゾン
    ジアゼパム
    docusate sodium（下剤）
    fluoxetine（抗うつ薬）
    ハロペリドール
    ブチルスコポラミン臭化物
    スコポラミン臭化水素酸塩水和物
    ラクツロース
    ロペラミド
    メトクロプラミド
    ミダゾラム
    オンダンセトロン
    センナ

わが国にないものは欧文表記とした.

Ⅲ

症状マネジメントの原則

1 まず第 1 に患者に尋ねる

- 症状マネジメントの出発点は,「今,つらいこと」,「困っていること」,「気がかりなこと」を中心に患者に語ってもらうことである.
- 患者の訴えをしっかりと傾聴し,過小評価しないように注意する.複数の症状や問題があることが多いので,1 つずつ丁寧に確認する.
- 訴えの背後にある感情に気づき,共感・受容するよう心がける.
- 患者の表情,声の調子,姿勢,動作などに注意を払う.
- 食事,睡眠,排泄などの日常生活動作や社会生活にどのような影響があるかを把握する.
- 患者とコミュニケーションを十分にはかり,人間関係を築き深めるようにする.
- 家族からも話を聴く.家族の患者に対する見方と評価に関する情報は有益である.

2 症状の原因と病態を正しく診断する

- 症状の原因と病態によってマネジメントは異なる.原因は原疾患に関係する場合が多いが,それ以外の原因が隠されている場合もあるので注意する.
- 使用薬剤が原因となっていることがあり,疑われる薬剤の開始前後の様子を詳しく尋ねることが重要である.
- 症状の始まった日時と発症様式,症状の内容(性質,強度,持続時間,回数),随伴症状,症状の経過,増悪因子と緩和因子を確認してから診察する.
- 病歴聴取と診察により原因と病態の診断の多くが可能となる.
- 苦痛を伴う検査は必要最小限にする.

3 十分に説明し現実的な目標を設定する

- 患者は,自分が経験している症状がどうして起こっているかを知りたいと思っていることが多い.症状の説明が十分にされないと,患者は不安になったり,いらいらしたりする.
- 説明の際は,患者が理解できるわかりやすい言葉で説明する.
- 説明後に「今の説明でわからないことや何か尋ねたいことはありませんか」と一言声をかけることが重要である.ただし,あまりに説

明しすぎると，かえって不安になる患者も時にいるので，個々に対応する配慮が必要である．

- 説明後，目標を設定する．目標は現実的かつ段階的に設定する．

4　マネジメントとケアを実践する

- 原因の治療ができる場合はそれを行う．それができる場合でもできない場合でも，マネジメントとケアを並行して行う．
- 症状は持続的なものが多く，症状が繰り返し起こらないように効果が持続する方法を選択する．
- 症状マネジメントでは薬物療法が重要である．使用薬剤の適応，禁忌，用法・用量，副作用，薬物動態，慎重投与，相互作用などを確認し，患者に合った薬剤，投与量，投与方法を選択する．
- 緩和ケアでは，薬剤は少量から開始することが重要である．全身状態が不良な患者や高齢者では，通常量だと過量投与となり副作用が問題となることが多い．
- 緩和ケアにおける薬物療法は，多剤併用にならざるを得ないため，相互作用に注意する．
- 複数の症状や問題があることが多いが，優先順位を考慮する．

5　繰り返し評価する

- 症状マネジメントに使用する薬剤の最適投与量をあらかじめ知ることは困難である．少量から開始して，薬剤の効果と副作用を繰り返し評価し調節する．
- 薬剤を開始・変更する場合は，原則として1度に1剤として評価するのが簡便かつ確実である．
- 患者の全身状態や病態は変化しやすく，かつ進行性であることが多い．経過中に症状が悪化したり新たな症状が発現したりすることがある．総合的に評価しながら，迅速かつ適切に対応することが肝要である．

IV

症状マネジメントの概説

1 がん疼痛
cancer pain

Clinical Points

- 痛みは患者が最も恐れている症状の1つである．診断時に1/4，積極的な治療時に1/3，進行期に2/3，終末期に3/4のがん患者に痛みがみられる．
- 痛みとは，「実際に何らかの組織傷害が起こったとき，あるいは組織損傷が起こりそうなときあるいはそのような損傷の際に表現されるような不快な感覚体験および情動体験」と定義されている．このように，痛みの特徴は，主観的なものであり，感覚体験かつ情動体験であり，このことを理解することが重要である．
- がん患者には，①がん自体が原因の痛み，②がんに関連する痛み，③がん治療に関連する痛み，④がんやがん治療に関連しない痛みがみられる．
- マネジメントは，①痛みの原因，②病態，③部位，④全身状態，⑤生命予後，⑥患者の価値観などの総合的な評価に基づいて適切な治療法を選択する．
- 放射線治療，神経ブロック，IVR (Interventional Radiology) などの非薬物療法と非オピオイド鎮痛薬，オピオイド，鎮痛補助薬などの薬物療法を適切に実施する．

原因

1) **がん自体が原因の痛み**
   骨転移，内臓器浸潤，軟部組織浸潤，神経圧迫・浸潤
2) **がんに関連する痛み**
   口内炎，感染，筋筋膜痛症候群，便秘，褥瘡
3) **がん治療に関連する痛み**
   術後疼痛症候群，化学療法後疼痛症候群，放射線治療後疼痛症候群，処置に伴う痛み

■ 1 がん疼痛   21

4）がんやがん治療に関連しない痛み
片頭痛，三叉神経痛，心臓血管疾患による痛み，頸椎症，椎間板ヘルニア，脊柱管狭窄症，帯状疱疹後神経痛，糖尿病性神経障害，閉塞性動脈硬化症

▌症候

• 痛みに関する用語

① 感覚鈍麻（hypoesthesia）	：刺激に対する感受性の低下，特殊な感覚を除く
② 感覚過敏（hyperesthesia）	：特別の感覚を問わず，刺激に対する感受性が亢進した状態
③ 感覚消失（anesthesia）	：一部または全部の感覚が全くなくなる状態
④ 痛覚鈍麻（hypoalgesia）	：通常では痛みを生じる刺激に対して反応が低下した状態
⑤ 痛覚過敏（hyperalgesia）	：通常，痛みを惹起するような刺激に対して痛みの反応が亢進した状態
⑥ 痛覚消失（analgesia）	：通常，痛みをきたすような刺激に対して痛みを感じない状態
⑦ アロディニア（allodynia）	：通常，痛みを感じない刺激によって生じる痛み
⑧ 異常痛症（hyperpathia）	：特に繰り返す刺激や閾値上昇など，刺激に対する異常な疼痛反応によって特徴づけられる痛みの症候群
⑨ ジセステジア（dysesthesia）	：自発性の，あるいは誘発されて生じる不快な異常感覚
⑩ パレステジア（paresthesia）	：不快を伴わない異常感覚，自発的なあるいは誘発性の異常な感覚

▌アセスメント

1）痛みの強度
• 痛みの強度を評価することは，がん疼痛の治療方針を決定するうえで重要である．それによって鎮痛薬の選択，投与経路，投与量，レスキュー投与などが異なってくる．
• 痛みの強度について以下の点を確認する．

① 現在の痛み
② 過去 24 時間における最も強い痛み
③ 過去 24 時間における最も弱い痛み
④ 過去 24 時間における平均的な痛み
⑤ 安静時の痛み
⑥ 体動時の痛み

- 痛みは「数値評価スケール」(numerical rating scale：NRS)，「言語評価スケール」(verbal rating scale：VRS)，「視覚アナログスケール」(visual analogue scale：VAS)，「簡易疼痛質問表」(brief pain inventory：BPI)，「フェース痛み評価スケール」(faces pain scale：FPS)などを使用して，可能な限り患者に痛みの強度を定量的に評価してもらう．小児，高齢者，コミュニケーションに問題のある人には，フェース痛み評価スケールを使用する．

2) 痛みの部位

- 痛みの部位が複数あることが多いため，1 つずつ入念に確認する．痛みの拡がりが皮膚分節(dermatome)と一致するかどうか，関連痛や放散痛の部位を調べる．

- 痛みの部位に腫脹，熱感，色などの変化がないか視診や触診をする．触診する前に患者自ら痛みの部位を押さえてもらい，圧痛の程度を事前に確認してから触診すると，必要以上の痛みを誘発せずに診察することが可能となる．

- 痛みの部位と皮膚分節の関係から，末梢神経障害，後根障害，脊髄損傷などの障害部位を診断し，放射線治療や神経ブロックの適応の可能性を検討する．

3) 痛みの性質

- 痛みの性状は，痛みの病態を推測するうえで重要である．具体的には以下のことが言われている．

① 体性痛
　「うずくような痛み」，「ずきんずきんする痛み」，「圧痛」
② 内臓痛
　「かじり続けられるような痛み」，「ひきつるような痛み」
③ 神経障害性疼痛
　「灼けるような痛み」，「ひりひりする痛み」，「ビーンと走るような痛み」，「電撃様痛」

❶ がん疼痛　23

4) 痛みの経時的変化

- がん自体が原因となった痛みは，発症は不明瞭であり，がんの進行とともに徐々に増強することが多い.
- 痛みの経時的変化として以下のことを確認する.

① 痛みがいつから始まったのか（発症時期）
② その契機はあったのか
③ 痛みは持続的あるいは間欠的であるのか
④ 痛みの出現・増悪する時間帯に傾向はみられるのか
⑤ 痛みの強度は経過とともに増強したのか（推移）
⑥ 痛みの発症から現在までの期間
⑦ 突出痛の頻度はどのくらいか

- 過去24時間の痛みの強度の変化を確認し，患者と医療従事者において共通理解する.

5) 痛みの増悪因子と緩和因子

- 何が痛みを悪化させるのか，何が痛みを緩和させるのかについて患者に尋ねる.
- 日常生活動作（食事，更衣，歩行，排尿・排便，入浴）や体動による痛みの悪化（安静時痛と体動時痛を比較）を確認する.
- 痛みを軽減する方法（温める，さする，何かに集中する）はあるかを尋ねる.

6) 痛みの社会生活への影響

- 痛みの日常生活・社会生活への影響について以下の点を確認する.

① 1次活動
　　睡眠，身の回りの用事，食事
② 2次活動
　　通勤・通学，仕事，学業，家事，介護・看護，育児，買い物
③ 3次活動
　　移動，テレビ・ラジオ・新聞・雑誌，休養・くつろぎ，学習・研究，趣味・娯楽，スポーツ，社会的活動，交際・付き合い，受診・療養

7) 心理社会的側面

- 痛みのアセスメントには，単に身体的側面だけではなく，心理社会的側面の理解と支援が重要である. 具体的には以下のことを理解しようと心がける.

① 病気や痛みの理解と意味
② 病気や痛みの治療に対する目標と期待

③ ストレスに対するコーピング

④ 心理状態(不安, 抑うつなど)

⑤ 精神疾患

⑥ ソーシャルサポート(家族, 職場, 地域などからの支援)

⑦ 気がかりなこと

⑧ 未完の仕事

⑨ 生きる意味と価値

⑩ 実存的苦悩

8) がん治療と痛みの治療

- 手術, 化学療法, 放射線治療などのがん治療と現在の病状・進展度を確認する. これまでの痛みの治療, 鎮痛薬の効果と副作用を確認する.

9) 客観的データ

- X線撮影, CT, MRI, 骨シンチグラフィ, PETなどの検査が, がんの進展度を確認するうえで重要である.
- 血液検査では, 貧血, 炎症反応, 出血傾向, 電解質異常, 肝機能, 腎機能, 栄養状態などを確認する. 適切な鎮痛薬を選択したり, 生命予後を予測したりするうえで重要である.

マネジメントとケア

1) 方針

- マネジメントは, ①痛みの原因, ②病態, ③部位, ④全身状態, ⑤生命予後, ⑥患者の価値観などの総合的な評価に基づいて決定する.
- 放射線治療, 神経ブロック, IVR, 手術が適応となる場合は実施する.
- がん救急(oncologic emergency)に伴う痛みとして, ①骨折, ②転移性脳腫瘍, ③脊髄圧迫, ④感染に関連する痛み, ⑤腸管穿孔, ⑥腸閉塞がある.
- 薬物療法では, 非オピオイド鎮痛薬, オピオイド, 鎮痛補助薬を適切に投与し, 効果と副作用を繰り返し評価する.

2) 非オピオイド鎮痛薬

- アセトアミノフェンは, 視床・大脳皮質に作用して鎮痛効果, 視床下部に作用して解熱効果を示す. 抗炎症作用はなく, 消化管, 腎臓や血小板に影響を及ぼさない. 安全性が高い点から小児, 高齢者,

非がん慢性痛の患者に最初に投与すべき解熱・鎮痛薬と位置づけられている.

- 非ステロイド性抗炎症薬(non-steroidal anti-inflammatory drugs：NSAIDs)には鎮痛作用，抗炎症作用と解熱作用がある．炎症を伴う痛み，骨転移痛，関節痛，皮膚転移痛などに有効である．がん疼痛に対して NSAIDs はプラセボと比較して有効である．がん疼痛治療における NSAIDs の第一選択薬は確立しているわけではなく，個々の患者に応じて検討する.

3) オピオイド

- オピオイドとは，オピオイド受容体に親和性を示す化合物の総称である．鎮痛に関与するオピオイド受容体は μ, δ, κ の3種類が代表的であり，中枢神経(脳・脊髄)および末梢神経の広範囲に分布している.

- 依存(dependence)とは，生体と薬剤の相互作用により生じた生体の精神的あるいは身体的状態である．薬剤の効果を体験するため，あるいは薬剤の効果が切れたときの不快から逃れるため，薬剤の使用を強迫的に求めたり，使いたいという欲求を持続的に有したりする行動や反応である.

- 精神依存は，がん疼痛や急性痛の患者ではまれである(非がん慢性痛の患者では　精神依存が3〜20％に出現する).

- 身体依存とは，薬剤の投与の突然の中止や拮抗薬の投与により退薬症候が出現することであり，がん患者でも身体依存は出現する可能性がある．オピオイドの高用量かつ長期間の使用によって身体依存は形成される.

- オピオイドの退薬症候として，以下の症候がある.

① 全身症状	：あくび，悪寒戦慄，関節痛，筋肉痛，流感様症状
② 消化器症状	：腹部疝痛，悪心・嘔吐，下痢
③ 自律神経症状	：発汗，流涙，頻脈，鼻漏，立毛，高血圧
④ 神経症状	：頭痛，異常感覚，振戦，痛覚過敏
⑤ 精神症状	：不安，焦燥，刺激性，身体違和感，興奮，不眠，せん妄，不穏

- 耐性(tolerance)とは，薬剤の反復投与により薬理効果が次第に減弱されることである．原則に従ってオピオイドを投与する限り，長期間にわたって使用しても耐性のために臨床上問題となることはほとんどない.

26 Ⅳ 症状マネジメントの概説

- 痛みの種類によってオピオイドの反応性は以下のように異なる.
  ① オピオイドによく反応する痛み
      軟部組織への浸潤, 内臓浸潤による痛み
  ② オピオイドに中等度反応する痛み
      骨転移・骨浸潤による痛み, 神経圧迫に伴う痛み, 神経障害性疼痛,
      脳圧亢進時の頭痛, 感染による炎症性疼痛
  ③ オピオイドに反応しない痛み
      筋肉の収縮による痛み, 緊張型頭痛, 筋筋膜痛症候群, 血管閉塞,
      管腔臓器の狭窄に由来する痛み
  ④ オピオイドに反応するが, 第一選択とすべきでない痛み
      腸管の収縮による痛み, 腸閉塞に伴う疝痛, 胃拡張不全痛

- オピオイドの副作用
  ① 便秘
  ② 悪心・嘔吐
  ③ 眠気・過鎮静
  ④ せん妄
  ⑤ 呼吸抑制
  ⑥ 排尿障害
  ⑦ ミオクローヌス

- オピオイドの副作用対策
  ① 他の原因の除去
  ② 各症状への対応
  ③ オピオイドの減量・中止
  ④ オピオイドの投与経路の変更
  ⑤ オピオイド・スイッチング(他のオピオイドに変更して鎮痛効果の増強
    や副作用の軽減をはかること)

- 便秘への対応
  ① 下剤の開始・増量
  ② 排便処置(坐剤, 浣腸, 摘便)
  ③ 末梢性μオピオイド受容体拮抗薬
  ④ オピオイド・スイッチング(フェンタニル)

- 悪心・嘔吐への対応
  ① 他の原因の除去
  ② 制吐薬の投与(プロクロルペラジン, オランザピン, 抗ヒスタミン薬,
    ハロペリドール)

1 がん疼痛 27

③ オピオイド・スイッチング

④ オピオイドの投与経路の変更(持続静注・持続皮下注入)

- 制吐薬の予防投与は,副作用が増加するため原則として勧められない.
- 眠気・過鎮静への対応

① 他の原因の除去(他の薬剤,高カルシウム血症,感染症,肝機能障害,腎機能障害,脳転移)

② 軽度の場合は経過観察

③ 強度の場合はオピオイドの減量・中止

- せん妄への対応

① 他の原因の除去(他の薬剤,高カルシウム血症,感染症)

② オピオイドの減量・中止と鎮痛効果の増強(非オピオイド鎮痛薬や鎮痛補助薬の使用)

③ オピオイド・スイッチング

- 呼吸抑制への対応

① 他の原因の除去

② 呼名による呼吸抑制の改善が見られれば経過観察

③ 呼吸抑制が重篤な場合はオピオイド拮抗薬(ナロキソン)を 1 回 0.02 mg(0.1 A)を 2 分ごとに繰り返し静注(半減期は 30〜40 分,呼吸抑制の再発に注意)

- 排尿障害への対応

① 他の原因の除去

② 軽度の場合は経過観察

③ 排尿筋収縮を回復させるコリン作動薬や尿道抵抗を低下させる α_1 受容体遮断薬の投与

④ 強度の場合は一時的な導尿やカテーテル留置

⑤ オピオイド・スイッチング

- ミオクローヌスへの対応

① オピオイド・スイッチング

② オピオイドの投与経路の変更

③ 薬物療法(クロナゼパム,ジアゼパム,バクロフェン)

4) 鎮痛補助薬

- がん疼痛に対しては,オピオイドの効果が不十分なときに鎮痛補助薬を考慮する.
- 鎮痛補助薬の効果は限定的であり,その目標は痛みが完全になくな

ることではない.
- 鎮痛補助薬の使用原則は以下のとおりである.
① 鎮痛補助薬の開始前にオピオイドを適切かつ十分に使用する.
② 鎮痛補助薬の開始前に適切な非薬物療法を試みる（放射線治療，神経ブロック，IVR，手術）.
③ 痛みの機序と併存疾患を評価し，適切な鎮痛補助薬を選定する.
④ 鎮痛効果だけではなく，副作用や薬剤の相互作用も評価する.
⑤ 鎮痛補助薬の開始時は複数の鎮痛補助薬を同時に使用しない.
⑥ 鎮痛補助薬は少量から開始し，鎮痛効果と副作用を評価しながら徐々に増量する.
⑦ 副作用が出現しても鎮痛効果がみられた場合，同じ種類の薬剤に変更する.
⑧ 推奨投与量まで増量しても鎮痛効果がみられない場合，他の種類の薬剤に変更する.
⑨ 一部の患者では鎮痛補助薬の多剤併用が必要となるが，この場合は同じ種類の薬剤は併用しない.

5）骨痛に対する標的療法

- 骨関連事象（骨痛，病的骨折，脊髄圧迫，高カルシウム血症）の出現を抑制し，有痛性骨転移の治療に有効である.
- 継続投与中に顎骨壊死・顎骨骨髄炎が出現することがある.
- 治療前に適切な予防歯科処置を伴う歯科検査を実施する. 危険因子のある患者では，治療中は可能な限り歯科治療を避ける.

6）ケア

- がん疼痛のある患者のケア
① ポジショニング
② 温罨法
③ マッサージ
④ アロマセラピー
⑤ リラクセーション，マインドフルネス・ストレス低減法，漸進的筋弛緩法，自律訓練法，ヨーガ

▌ 薬物療法

A 非オピオイド鎮痛薬
a）アセトアミノフェン（経口剤，坐剤，注射剤）➡ p.106
b）非ステロイド性抗炎症薬 ➡ p.236

■1 がん疼痛　29

B オピオイド
a) モルヒネ（速放製剤，徐放製剤，注射剤，坐剤）➡ p.278
b) オキシコドン（速放製剤，徐放製剤，注射剤）➡ p.125，128
c) ヒドロモルフォン（速放製剤，徐放製剤，注射剤）➡ p.207，210
d) フェンタニル（貼付型製剤，バッカル剤，舌下剤，注射剤）➡ p.213，
　　216，219，222，225
e) タペンタドール（経口剤）➡ p.172
f) メサドン（経口剤）➡ p.271
g) トラマドール（経口剤）➡ p.185
h) コデイン➡ p.146
i) ブプレノルフィン（注射剤，坐剤）➡ p.231

C 鎮痛補助薬
1) ガバペンチノイド誘導体（gabapentinoid）
a) プレガバリン（リリカ®）➡ p.239
b) ガバペンチン（ガバペン®）➡ p.137
2) 三環系抗うつ薬
a) ノルトリプチリン（ノリトレン®）➡ p.196
b) アミトリプチリン（トリプタノール®）➡ p.114
3) セロトニン・ノルアドレナリン再取り込み阻害薬
a) デュロキセチン（サインバルタ®）➡ p.182
b) ベンラファキシン（イフェクサー® SR）➡ p.262
4) ナトリウムチャネル遮断薬
a) ラコサミド（ビムパット®）➡ p.282
b) リドカイン（キシロカイン®）➡ p.287
5) コルチコステロイド
a) デキサメタゾン（デカドロン®）➡ p.175
b) ベタメタゾン（リンデロン®）➡ p.258
c) プレドニゾロン（プレドニン®）➡ p.242
6) NMDA（N-methyl-D-aspartate）受容体拮抗薬
a) ケタミン（ケタラール®）➡ p.143

D 骨痛に対する標的療法
a) デノスマブ（ランマーク®）➡ p.179
b) ゾレドロン酸（ゾメタ®）➡ p.169

2 がん食欲不振・悪液質

cancer anorexia-cachexia

Clinical Points

- がん悪液質とは,「食物摂取量の低下と代謝異常の種々の組み合わせにより,負の蛋白とエネルギーバランスによって規定される複合的な症候群である.進行性の骨格筋量の喪失が重要な特徴であり,従来の栄養サポートで完全に改善させることはできず,進行性の機能障害をもたらす」と定義されている(欧州緩和ケア共同研究グループ).
- 悪液質の病期分類として,①前悪液質期,②悪液質期,③不応性悪液質期,が提唱されている.
- 前悪液質期は,6ヵ月間に5%以下の体重減少,食欲不振,軽度の代謝異常があり,明らかな悪液質の症候を呈さないものである.
- 悪液質期は,5%を超える体重減少,BMIが20未満かつ2%を超える体重減少,あるいは筋肉減少症かつ2%を超える体重減少,食事摂取量の減少や全身性炎症所見をしばしば伴うものである.
- 不応性悪液質期における悪液質の程度は種々であるが,異化亢進かつがん治療に反応がみられず,PS(performance status)が低下し,生命予後が3ヵ月未満であるものとしている.
- 胃腸運動促進薬,漢方薬,コルチコステロイドが食欲を改善することがある.

原因

1) **炎症性サイトカイン**
   インターロイキン-1β,インターロイキン-6,腫瘍壊死因子α,インターフェロン-γ
2) **腫瘍由来因子**
   蛋白質分解誘導因子,脂質動員因子

2 がん食欲不振・悪液質　31

3) 神経内分泌機能障害
レプチン，グレリン，ニューロペプチドY

4) 同化ホルモン異常調節
成長ホルモン，インスリン様成長因子，アンドロゲン

▌症候

- 主要な症候は，食欲不振，早期満腹感，進行性の体重減少，倦怠感，易疲労性，脱力感，骨格筋の減少や脂肪組織の減少である．
- 過去6カ月に5％を超える体重減少は悪液質が疑われ，10％を超える体重減少は悪液質が確からしい．
- 標準体重（身長[m]^2×22）の90％未満では栄養不良のリスクが存在し，85％未満は栄養不良であり，70％未満は重度の栄養不良であり，60％未満では生存が困難である．

▌アセスメント

- がん食欲不振・悪液質は総合的に評価する（食欲，食事摂取量，体重，倦怠感，行動範囲，PS，除脂肪体重，骨格筋）．
- CRPが炎症性サイトカインの活動性に相関し，特異性は低いが日常的かつ有用な検査である．
- 血清アルブミンは栄養状態と生命予後の指標となる．悪液質ではアルブミン値が低下しており，進行的に減少していく．
- 過去6カ月に5％を超える体重減少のある患者は悪液質が疑われ，悪液質の患者ではQOLが低下し，生命予後は不良である．

▌マネジメントとケア

- がん食欲不振・悪液質のマネジメントでは，目標の設定が重要である．前悪液質期では食事・栄養などのサポート，不応性悪液質期では苦痛の緩和が中心となる．がん食欲不振・悪液質の理解と目標を患者・家族と共有する．
- 経口摂取が可能な場合，食事を中心とした経口・経腸栄養が原則である．種々の原因による経口摂取の低下と病態に対して，栄養補助食品，経腸栄養，静脈栄養などを適切に使用する．しかし，不応性悪液質期では，栄養状態の改善は困難である．
- ドンペリドンは上部消化管の動きを促進し，早期満腹感や食欲不振を改善することがある（投与量は1日30mgを超えないようにする）．

- 漢方薬は消化器系を整え，食欲不振を改善することがある．生命予後が不良でなく，継続的に内服することが負担でない患者では，漢方薬は一法となる．
- コルチコステロイドは，がん患者の食欲や健康状態（well-being）を改善する．コルチコステロイドは視床下部にある食欲中枢へ直接作用したり，炎症メディエーターを抑制したりすることに関係する．生命予後が限られたとき（1〜2カ月）にコルチコステロイドを使用することが推奨される．
- がん食欲不振・悪液質の患者のケアは，病期によって異なる．不応性悪液質期では，患者・家族の楽しみと安楽を第一とし，過度にカロリーや体重にこだわらないように伝える．
- 口腔ケアにより食事の摂取がスムーズに行えることがある．また，食欲をそそるきっかけをさがし，食習慣や嗜好に合うように工夫する．食物の形・量，味つけ，盛りつけ，彩り，香り，食器に配慮する．
- 終末期がん患者では，食欲不振が自然であり，無理に食べたり，食べさせたりすることが負担になることを伝えるとともに，患者・家族の苦悩に共感し，一緒に考えていく態度が重要である．

▌薬物療法

1）胃腸運動促進薬
a）ドンペリドン（ナウゼリン®）➡ p.191

2）漢方薬
a）六君子湯
b）補中益気湯
c）十全大補湯

3）コルチコステロイド
a）デキサメタゾン（デカドロン®）➡ p.175
b）ベタメタゾン（リンデロン®）➡ p.258
c）プレドニゾロン（プレドニン®）➡ p.242

3 がん関連倦怠感

cancer-related fatigue

Clinical Points

- がん関連倦怠感とは，「最近の活動に合致しない，日常生活機能の妨げとなるほどの，がんまたはがん治療に関連した，つらく持続する主観的な感覚で，身体的，心理的および/または認知的な疲労感または消耗感」と定義されている．
- 倦怠感は，化学療法や放射線治療などの積極的な治療中や治療終了後にも持続することがある．細胞傷害性化学療法，放射線治療や骨髄移植を受けた多くの患者に倦怠感がみられる．
- がん関連倦怠感は原因，病期，生命予後などによってマネジメントが異なる．
- コルチコステロイドを開始する時期を慎重に検討する．

原因

1) 原発性倦怠感

炎症性サイトカイン調節異常，視床下部-下垂体-副腎軸機能障害，概日リズム変調，骨格筋消耗

2) 二次性倦怠感

薬剤，感染症，貧血，脱水症，電解質異常，内分泌障害（特に甲状腺機能低下症），睡眠障害，精神的苦痛，臓器不全

症候

- 倦怠感の訴えとしては，「疲れている」，「疲れやすい」，「身体がだるい」，「元気がない」，「何もする気がしない」，「動くのが億劫である」などがある．
- 健常人の倦怠感と比較して，がん関連倦怠感はより重度であり，より苦痛である．休息や睡眠で改善しないか，改善してもごく軽度である．
- 倦怠感のある患者では，不安や抑うつなど精神的苦痛を伴っている

ことが多い．倦怠感は情動障害，無気力，抑うつ，嫌悪感，無力感などの原因となる．

アセスメント

- 治療前，治療中，治療後の全期間を通じて倦怠感を定期的に評価する．特に発症様式，持続期間，経時的変化，緩和因子，増悪因子，日常生活の支障の程度を尋ねる．
- 倦怠感は主に身体的次元と認知的次元からなる．衰弱は身体的次元に，疲労感は認知的次元に換言される．
- 倦怠感のスクリーニングとして「異常に疲れたり，弱ったりしていると感じますか」，「どのくらい疲れていますか」，「どのくらい弱っていますか」，「最近 7 日間の倦怠感は，0 から 10 の尺度のどれにあたりますか」などと尋ねる．

マネジメントとケア

- がん関連倦怠感は原因，病期，生命予後などによってマネジメントが異なる．
- 原発性倦怠感では，抗サイトカイン薬や抗炎症薬などの薬物療法などが試みられているが，研究段階である．
- 二次性倦怠感では，原因治療が可能な場合はそれを行う．原因治療を行う場合，病態，全身状態，生命予後などを考慮しながら，効果と副作用を含めて総合的に判断する．
- コルチコステロイドは，がん関連倦怠感を一時的に改善することがある．その使用期間は 2〜4 週間の短期が望ましい．開始する時期を慎重に検討する．
- 休息と活動のバランスをとりつつ生活できるように支援する（エネルギー温存・活動療法）．具体的にはエネルギーレベルの高い（倦怠感の弱い）時間帯に優先度の高い活動を行い，エネルギーレベルの低い（倦怠感の強い）時間帯に休息するようにする．
- PS の良好な患者において，適度な運動療法やヨーガが倦怠感を軽減すると報告されている．
- マインドフルネス・ストレス低減法，リラクセーション，アロマセラピー，マッサージなども倦怠感を改善することがある．

薬物療法

a) デキサメタゾン（デカドロン®）➡ p.175
b) ベタメタゾン（リンデロン®）➡ p.258
c) プレドニゾロン（プレドニン®）➡ p.242

悪心・嘔吐
nausea/vomiting

Clinical Points

- 悪心とは、咽頭から前胸部・心窩部にかけて嘔吐が起こりそうな主観的な不快感をいう．悪心は嘔吐の前駆症状であることが多い．
- 嘔吐とは、上部消化管の内容物が食道を経て口腔より吐出されることをいう．
- 悪心は主観的な症状(symptom)として、嘔吐や空嘔は客観的な徴候(sign)として把握する．
- 化学療法，放射線治療，オピオイド開始時にしばしばみられる．消化器がん、婦人科がんや転移性脳腫瘍の患者に、悪心・嘔吐が出現する頻度が高い．
- 高カルシウム血症による症候のこともあり、鑑別診断が重要である．
- 悪心・嘔吐の患者では、原因(消化器系、化学的、中枢神経系)に応じて対処し、制吐薬などを適切に使用する．

原因

1) 消化器系の原因
胃不全麻痺(腹水，肝腫大，腫瘍による圧迫)，腸蠕動の亢進・低下(腸閉塞，便秘，下痢)，消化管の刺激(化学療法，放射線治療，感染症)

2) 化学的原因(化学受容器引金帯の刺激)
薬剤(オピオイド，化学療法，抗菌薬，抗うつ薬)，電解質異常(高カルシウム血症，低ナトリウム血症，ケトアシドーシス)，全身性疾患(腎不全，肝不全，感染症)

3) 中枢神経系の原因
頭蓋内圧亢進(脳腫瘍，放射線治療，髄膜炎，脳梗塞，脳出血)，前庭系(薬剤，頭蓋底病変，メニエール症候群，前庭炎，聴神経腫

瘍），精神的要因（苦痛，不安，恐怖）

4) 原因不明

症候

- 悪心では，「吐き気がする」，「むかつく」，「気持ちが悪い」などと訴え方は多彩である．
- 嘔吐では，「吐いた」，「もどした」，「食べたものが出た」，「酸っぱいものが上がってきた」，「苦いものが上がってきた」と表現される．
- 悪心・嘔吐は，食欲不振，食後早期満腹感（機能性ディスペプシア），逆流（胃食道逆流）とは異なり，鑑別診断が重要である．
- 悪心・嘔吐には，唾液分泌亢進，顔面蒼白，冷汗，めまい，頻脈，徐脈，低血圧，脱力感，疲労感などの随伴症状を伴うことが多い．

アセスメント

- 悪心・嘔吐の患者では以下を確認する．
① 悪性腫瘍の原発部位と組織診断
② 転移の部位と程度
③ 過去と現在の治療
④ 他の症状（口渇，眠気，頭痛，意識障害，嚥下時痛，心窩部痛，胸やけ，吃逆，排尿障害）や消化性潰瘍の既往歴の有無
⑤ 食事摂取と排尿・排便状況
⑥ 悪心の程度と持続期間
⑦ 嘔吐の回数と状況
⑧ 吐物の量と性状
⑨ 過去と現在の使用薬剤
⑩ 誘因
- 悪心は痛みと同様に主観的な症状であり，数値評価スケールや視覚アナログスケールなどが使用される．嘔吐がみられる場合，その回数，状況，吐物の量や性状（臭気，色，血液の混在，食物残渣の有無）を評価する．
- 胃液は透明であるが，胆汁が混じれば黄色や緑色となり，血液が混じれば胃酸で変色して褐色や黒色（コーヒー残渣様）となる．食物残渣があれば，摂取の時期を確認することにより消化管の停滞状況を把握できる．

- 悪心・嘔吐のパターンや関連症状から原因を検討する．嘔吐によって悪心や腹痛が軽快する場合は消化管に原因がある可能性が高い．
- 化学受容器引金帯の刺激を含む中枢神経系に原因がある場合は，嘔吐後も悪心が持続することが多い．
- 特に緩和ケアで使用する薬剤には，①化学受容器引金帯を刺激するもの（抗悪性腫瘍薬，オピオイド，抗菌薬，ジゴキシンなど），②胃腸粘膜を刺激するもの（NSAIDs，抗菌薬，鉄剤，抗悪性腫瘍薬など），③腸蠕動を抑制するもの（オピオイド，三環系抗うつ薬，抗コリン薬など）があるので注意を払う．
- 診察と検査では，①口腔内の状態，②腹部（腸蠕動，腹部膨満，腹水，肝腫大，腹部腫瘍），③直腸診（宿便），④神経学的検査（脳腫瘍），⑤腹部単純 X 線写真，⑥肝機能，⑦腎機能，⑧炎症反応，⑨電解質（特に高カルシウム血症）を確認する．

マネジメントとケア

- 悪心・嘔吐の患者では，原因（消化器系，化学的，中枢神経系）に応じて対処する．
- 薬剤が原因の場合，可能であれば中止するか他の薬剤に変更する．中止や変更が困難な場合，化学受容器引金帯に作用する制吐薬を投与する．
- 胃不全麻痺や腸蠕動の低下の場合，メトクロプラミドやドンペリドンなどによる消化管運動の促進が有効である．
- 胃・十二指腸粘膜障害の場合，制酸薬，プロトンポンプ阻害薬，H_2 受容体拮抗薬で治療する．
- 治療対象となる高カルシウム血症のがん患者では，ビスホスホネート製剤が有効である．
- 転移性脳腫瘍の場合，コルチコステロイドの臨床効果は 24 時間以内に出現し，3～7 日以内に最大となる．
- 回転性めまいを伴う悪心・嘔吐の場合，前庭機能を抑制する抗ヒスタミン薬が有効である．
- 予期性悪心・嘔吐の場合，ロラゼパムやアルプラゾラムなどのベンゾジアゼピン系抗不安薬が有効である．
- 悪心の誘因となるものを避ける．悪心・嘔吐が完全に緩和されていない時期には，流動食や消化のよいものの少量の摂取や状況によっては経口摂取の制限が有効である．

4 悪心・嘔吐 39

- 嘔吐中は背中をさすりながら，不安や恐れを和らげるように対処する．嘔吐が落ちついてから，口腔内に残った吐物をうがいや口腔清拭を行い取り除く．すみやかに臭い，食べ物，吐物などを遠ざけ，リラックスできる体位を工夫する．できるだけ不快感を取り除くようにする．吐物の臭気を部屋に留めないように室内の換気をよくする．
- 胃管を留置している場合でも，流動食を摂取してもらうことが可能な場合がある．

▌薬物療法

1) 胃腸運動促進薬
a) メトクロプラミド（プリンペラン®）➡ p.275
b) ドンペリドン（ナウゼリン®）➡ p.191

2) 抗精神病薬
a) プロクロルペラジン（ノバミン®）➡ p.246
b) オランザピン（ジプレキサ®）➡ p.134
c) ハロペリドール（セレネース®）➡ p.202
d) レボメプロマジン（ヒルナミン®）

3) 抗ヒスタミン薬
a) ジフェンヒドラミン・ジプロフィリン配合剤（トラベルミン®）➡ p.155
b) ジメンヒドリナート（ドラマミン®）➡ p.157
c) プロメタジン（ヒベルナ®）➡ p.255

4) ノルアドレナリン・セロトニン作動性抗うつ薬
a) ミルタザピン（リフレックス®）➡ p.268

5) 抗コリン薬
a) ブチルスコポラミン臭化物（ブスコパン®）➡ p.228

6) 5-HT₃受容体拮抗薬
a) グラニセトロン（カイトリル®）
b) ラモセトロン（ナゼア®）
c) パロノセトロン（アロキシ®）

7) コルチコステロイド
a) デキサメタゾン（デカドロン®）➡ p.175
b) ベタメタゾン（リンデロン®）➡ p.258
c) プレドニゾロン（プレドニン®）➡ p.242

5 腸閉塞
intestinal obstruction

Clinical Points

- 腸閉塞とは，腸管内容の肛門側への輸送が障害されたことによって生じた病態の症候群をいう．イレウス(ileus)は腸閉塞の同義語として使用される．
- 腸閉塞は，①器質的な原因で起こる機械的腸閉塞，②器質的な原因が認められない機能的腸閉塞，に大別される．
- 機械的腸閉塞は，腸管内腔のみが閉塞されている単純性(閉塞性)腸閉塞と腸管内腔の閉塞に加えて腸管の血行障害を伴う複雑性(絞扼性)腸閉塞に分類される．
- 機能的腸閉塞は腸管運動麻痺による麻痺性腸閉塞と腸管の一部が持続的に痙攣することによる痙攣性腸閉塞に分類される．
- 悪性腸閉塞(malignant bowel obstruction：MBO)とは，①腸閉塞の臨床的エビデンス(病歴・診察・画像検査など)があること，②トライツ靭帯を越えた腸閉塞があること，③腹腔内に不治の原発性悪性腫瘍(胃，大腸，卵巣など)があること，④明らかに腹腔内病変を伴う腹腔外悪性腫瘍(肺，乳房など)があること，としている．
- 腸閉塞の状態，全身状態，生命予後，患者の価値観などを総合的に判断して，手術，消化管ステント，胃瘻造設，薬物療法を行う．

原因

1) 機械的腸閉塞

a) 単純性(閉塞性)腸閉塞
　開腹手術後の癒着，悪性腫瘍，食物塊，宿便，腸内異物，炎症性腸疾患，胆石症，憩室炎

b) 複雑性(絞扼性)腸閉塞
　腸重積症，腸捻転，開腹手術後に生じた索状物，内・外ヘルニア，

腸間膜動脈閉塞症（血栓），門脈血栓症

2) 機能的腸閉塞

a) 麻痺性腸閉塞

腹膜炎，開腹術後，薬剤（オピオイド，抗コリン薬，三環系抗うつ薬など），腹腔神経叢の障害，電解質異常，脱水症，肺炎，全身感染症，脳・脊髄疾患，糖尿病，尿毒症，外傷，後腹膜出血，腫瘍随伴症候群

b) 痙攣性腸閉塞

神経性失調，血行障害，便秘・宿便，腸内異物，鉛中毒，反射性，ヒステリー

症候

- 閉塞部位や病態によって異なるが，腹痛，悪心・嘔吐，排ガス・排便の停止がみられることが多い.
- 上部腸閉塞の特徴
  ① 臍周囲や上腹部に強い疝痛を伴うことが多い
  ② 嘔吐は初期から出現する
  ③ 吐物は多量で胆汁様あるいは水様
  ④ 腸蠕動は正常または亢進
- 下部腸閉塞の特徴
  ① 下腹部や腹部全体に弱い疝痛を伴うことが多い
  ② 嘔吐は後期に出現する
  ③ 吐物は便汁様
  ④ 腹部膨満は著明である
  ⑤ 腸蠕動は亢進
- 麻痺性腸閉塞の特徴
  ① 疝痛は少ない
  ② 腹部膨満による鈍痛
  ③ 腸蠕動は低下または消失

アセスメント

- 腸閉塞の原因は悪性腫瘍だけでなく，癒着，放射線治療後，ヘルニアや炎症性腸疾患など良性のものもあり，鑑別診断が必要である.
- 腸閉塞の評価は，①閉塞の形態（完全閉塞と部分的閉塞），②閉塞の箇所（限局的と広範囲），③閉塞の部位（上部腸閉塞と下部腸閉塞）が

重要である.
- 腸閉塞が疑われる場合，腹部単純X線撮影を立位と仰臥位で行う．立位では，拡張した腸管のガス像とニボー像が診断的である.
- 小腸の上部閉塞では，ガス像がアーチ状，下部閉塞では階段像がみられる．小腸のケルクリング襞が大腸との鑑別に役立つ．大腸の腸閉塞では，回盲弁が機能していればハウストラを有する大腸腸管のガス像がみられる.
- CTは腸閉塞の診断に有用である．閉塞部位，腸管拡張，腸管の内容物，腸管壁の浮腫，がん性腹膜炎，腫瘍などの病変の広がりを確認することができる.

┃マネジメントとケア

- 腸閉塞の原因・部位・程度，病期，PS，化学療法の反応性，生命予後，患者の価値観などを総合的に判断し，患者と十分に話し合って治療方針を決定する.
- 腸閉塞の手術適応を慎重に検討する．手術適応の目安は以下のとおりである.
① 良好なPS
② 原発腫瘍切除以外の腹部手術の治療歴がないこと
③ 症状の出現が最近であること
④ 閉塞の部位が限局的であること
⑤ 大量の腹水貯留がないこと
⑥ 低アルブミン血症がないこと
⑦ 生命予後が最低2カ月以上あること
- 手術適応がない場合や患者が希望しない場合，消化管ステント，胃瘻造設術，薬物療法により症状の緩和を目指す.
- 消化管ステントは，留置直後から閉塞症状が消失し，施行1〜2日で食事摂取が可能となる．その合併症として，脱落・移動，潰瘍形成，出血，穿孔がある.
- 経鼻胃管やイレウス管によるドレナージは有用であるが，長期留置は，粘膜のびらん，食道炎，中耳炎，誤嚥性肺炎の原因となることがある．患者に苦痛を与える処置となるため，適応は慎重に検討する.
- 胃瘻造設は，経鼻胃管の長期留置から患者を解放する．その適応を慎重に考慮する．多量の腹水貯留，門脈圧亢進症（出血の助長），出

血傾向，消化性潰瘍がある場合，相対的に禁忌となる．

- PS 3〜4 で体液貯留症状があり，生命予後が 1 カ月と考えられる終末期がん患者の場合，500〜1000 mL/日の維持輸液が推奨されている．
- PS 1〜2 で体液貯留症状がない場合，1000〜1500 mL/日の維持輸液や高カロリー輸液が推奨されている．
- 腸閉塞の患者では，鎮痛薬は非経口投与に変更する．フェンタニルは，他のオピオイドに比較して腸蠕動の抑制が少ないので，不完全閉塞の患者で選択されることが多い．
- 疝痛の場合，ブチルスコポラミン臭化物が有効である．
- 食事や水分の制限によっても悪心・嘔吐が改善しない場合，制吐薬を非経口投与する．
- メトクロプラミドは，腸蠕動が亢進している場合は使用しない．疝痛，悪心・嘔吐，穿孔の原因となる．麻痺性腸閉塞では，使用可能である．
- コルチコステロイドは，腸管の浮腫・炎症の軽減と閉塞の再開通に有効な可能性がある．
- 腸液分泌抑制薬は，①腸液分泌の抑制，②水分・電解質の吸収の促進，③腸蠕動の抑制，により腸閉塞の症状を緩和する．
- プロトンポンプ阻害薬や H_2 受容体阻害薬も腸閉塞の症状緩和に繋がる場合がある．
- 悪心・嘔吐に対するケアを行う．食事摂取は，話し合って現実的な目標を設定する．
- 食の欲求を満たせない患者の苦悩に寄り添ったケアを提供する．腸閉塞の患者でも，固形物を咀嚼して飲み込まず，口から出すことで味覚を楽しんでもらうのも一法である．
- 患者の食事に対する希望が強い場合，悪心・嘔吐が出現することを了承のうえで食べてもらうことも考慮する．ただし，悪心・嘔吐が苦痛となる場合には絶食にする．
- 腹部膨満感の強い患者では，安楽な体位を患者とともに探し，クッションなどを用いて体位変換を行う．

薬物療法

1) 鎮痛薬

a) フェンタニル（貼付型製剤，注射剤）➡ p.213，216，225

b）モルヒネ（注射剤，坐剤）➡ p.278
c）オキシコドン（注射剤）➡ p.128
d）ヒドロモルフォン（注射剤）➡ p.210
e）ブチルスコポラミン臭化物（ブスコパン®）➡ p.228

2）制吐薬
a）メトクロプラミド（プリンペラン®）➡ p.275
b）ハロペリドール（セレネース®）➡ p.202
c）プロクロルペラジン（ノバミン®）➡ p.246

3）コルチコステロイド
a）デキサメタゾン（デカドロン®）➡ p.175
b）ベタメタゾン（リンデロン®）➡ p.258
c）プレドニゾロン（プレドニン®）➡ p.242

4）腸液分泌抑制薬
a）オクトレオチド（サンドスタチン®）➡ p.131
b）ブチルスコポラミン臭化物（ブスコパン®）➡ p.228

6 便秘

constipation

Clinical Points

- 便秘とは、排便回数、排便量の減少、硬便、排便困難などがみられる状態をいう。便秘の自覚と排便習慣には個人差が大きい。
- 器質性便秘とは、腸管の器質的異常によって生じるものである。腸内腔の狭窄や閉塞により腸内容物が口側より肛門側に運ばれずに起こる場合と、腸管の内腔容積が大きく腸内容物が停滞する場合がある。
- 機能性便秘とは、A. ①排便の25%に努責を要すること、②排便の25%以上に硬便や糞塊があること、③排便の25%以上に残便感があること、④排便の25%以上に肛門直腸に閉塞感があること、⑤排便の25%以上に摘便などの用手排便が必要であること、⑥排便が週3回未満であること、の6項目中2項目以上が過去3カ月に満たされること、B. 下剤の不使用による軟便はまれであること、C. 過敏性腸症候群の診断基準を満たさないこと、となっている。
- 進行がん・終末期がん患者では、①食事や水分の摂取量の低下、②オピオイドの使用、③活動性の低下、などにより便秘の発現は多くなる。
- 便秘の原因と病態に応じて適切に下剤を選択する。

原因

1) 消化管異常
腸管内腔の狭窄・閉塞、腸管外からの圧迫（腹水、腫瘍）、内臓神経障害、腸管癒着（手術、放射線治療）、過敏性腸症候群

2) 薬剤
オピオイド、抗コリン薬、抗うつ薬、抗精神病薬、抗てんかん薬、抗パーキンソン薬、5-HT$_3$受容体拮抗薬、利尿薬、鉄剤、カルシ

ウム剤, 降圧薬(神経筋遮断薬), 抗悪性腫瘍薬, サリドマイド

3) 電解質異常
高カルシウム血症, 低カリウム血症

4) 代謝・内分泌異常
糖尿病, 甲状腺機能低下症, 副甲状腺機能亢進症

5) 食事性
食事・食物繊維・水分の摂取減少

6) 全身性
加齢, 全身衰弱, 活動性低下(寝たきり状態), 腹圧低下

7) 神経因性
脳腫瘍, 脊髄圧迫, 自律神経不全症, パーキンソン病, 脳血管障害

8) 心因性
不適切な環境, 抑うつ

▌症候

- 便秘の症候として, 排便回数・排便量の減少, 排便困難, 硬便, 血便, 肛門痛, 残便感, 腹痛(通常は疝痛), 食欲不振, 悪心・嘔吐, 腹部膨満感, 鼓腸, 放屁, テネスムス(しぶり腹), 溢流性下痢がある.
- 身体所見として, 腹鳴(グル音)の亢進・低下, 腹部緊満, 腹部腫瘤(糞塊)や圧痛がみられる. 直腸指診にて宿便がみられることがある.
- 便秘の合併症として, 経口薬の吸収低下, 宿便, 直腸瘻, 痔, 腸閉塞, 消化管穿孔がある. 特にコルチコステロイドを使用している患者において, 便秘は消化管穿孔の危険因子となる.

▌アセスメント

- 便秘は患者が自覚する症状である. 患者が訴えても訴えなくても継続的に評価する.
- 排便状況は以下の点を確認する.
① 排便習慣とその変化
② 排便回数
③ 排便量
④ 便の性状(硬度, 太さ, 量, 色, 血液・粘液の付着)

6 便秘 47

⑤ 排便の状態（努責，困難感，排便時間，排便時の痛み・不快，便失禁，残便感）

⑥ 最終排便の日時・性状・状況

⑦ 随伴症状（腹痛，食欲不振，悪心・嘔吐，腹部膨満感，腹部腫瘤，鼓腸，放屁，テネスムス　溢流性下痢，血便，肛門痛，発熱）

⑧ 食事や水分の摂取量

⑨ 使用薬剤

⑩ 既往歴（手術，放射線治療）

- 最終排便から3日間排便がみられない場合や排便が十分でないと患者が自覚している場合，宿便を疑う．宿便がある場合に奇異性下痢になることがある．宿便は腹部単純X線写真で確認できる．

- 便秘が腸閉塞の初発症状のことがあるので，腸閉塞を念頭に置く必要がある．腸閉塞が疑われる場合，腹部単純X線撮影やCTを実施する．

▍マネジメントとケア

- 便秘のマネジメントの目標
① 快適かつ満足のいく排便習慣の確保
② 排便習慣の自立の維持
③ 便秘関連症状（腹痛，悪心・嘔吐，腹部膨満感）の予防

- 便秘の予防
① プライバシーが保たれ通常の排便が行えるように配慮すること
② 水分や食物繊維を無理のない範囲で摂取すること
③ 運動を無理のない範囲で行うこと

- 終末期がん患者では，食事，水分，食物繊維や運動が減少するため，便秘の予防だけでは不十分である．

- 便秘に対する薬物療法の原則
① 腸閉塞を除外
② 直腸内に宿便があれば坐剤・浣腸・摘便などの排便処置を実施
③ 硬便では浸透圧性下剤を使用し，効果が不十分であれば腸液分泌促進薬を追加
④ 軟便では大腸刺激性下剤を使用し，効果が不十分であれば浸透圧性下剤を追加
⑤ オピオイドによる便秘では浸透圧性下剤と大腸刺激性下剤を使用し，効果が不十分であれば末梢性μオピオイド受容体拮抗薬を追加

IV 症状マネジメントの概説

- 酸化マグネシウムは，腸内容物を軟化させて腸管を刺激する．長期投与や腎機能障害では，高マグネシウム血症の危険性がある．
- ラクツロースは，大腸での浸透圧作用により水分を移行させる．腸内で分解された有機酸が腸蠕動を亢進させる．一部の患者では，腹部膨満感や鼓腸がみられることがある．
- センノシドは，腸内細菌によるレインアンスロンを生成し，腸蠕動を亢進させる．長期投与で耐性が生じることがある．
- ピコスルファートは，腸内細菌叢で分解されてジフェノール体が発生する．これが大腸粘膜を刺激させて腸蠕動を亢進させる．また，水分吸収を阻害することにより下剤作用を発揮する．
- ルビプロストンは，腸液分泌の増加により便を柔軟化させて排便を促進させる．従来の下剤で不十分なときに開始する．副作用として悪心がみられる．
- ナルデメジンは，末梢性μオピオイド受容体拮抗薬（peripherally acting mu-opioid receptor antagonist：PAMORA）である．オピオイド誘発性便秘症（opioid-induced constipation：OIC）に対して有効である．
- 排泄行為の障害は，自尊感情やボディ・イメージにかかわる．患者の苦痛を理解するとともに，患者の価値観を尊重したうえで患者とともにケアを考えていく．
- 可能であれば水分や食物繊維の摂取を促す．患者に便意があるときに迅速に対応する．
- トイレ移動に問題がある場合，ポータブル便器を利用した介助などの環境を整備する．

▌薬物療法

1）浸透圧性下剤
a）酸化マグネシウム（マグミット®）➡ p.149
b）ラクツロース（モニラック®）

2）大腸刺激性下剤
a）ピコスルファート（ラキソベロン®）➡ p.205
b）センノシド（プルゼニド®）

3）腸液分泌促進薬
a）ルビプロストン（アミティーザ®）

4) 末梢性 μ オピオイド受容体拮抗薬

a) ナルデメジン(スインプロイク®) ➡ p.194

7 下痢
diarrhea

Clinical Points

- 下痢とは,便の硬度が減少し,液状あるいは半流動性の便が排泄される状態をいう.便中の水分量が増加した状態を指し,通常,排便の回数と便重量が増加する.
- 便中の通常の水分量は70〜80%であるが,80〜90%で泥状便,90%以上で水様便になる.
- 臨床的には,①便の液状化,②排便回数の増加,③便重量が250 g/日以上,の場合に下痢と考える.
- 急性下痢とは,急激に発症し大部分は数日から1〜2週内に治癒する(一部は重篤な状態に至る)ものをいう.その原因としては,①食中毒,②感染症,③薬剤,が代表的である.
- 慢性下痢とは,下痢が3週間(乳児では4週間)以上持続するものをいう.その原因には以下のものがある.①悪性腫瘍,②薬剤,③消化管切除後,④吸収不良症候群,⑤感染性腸炎,⑥代謝性・内分泌性疾患,⑦ホルモン産生腫瘍,⑧炎症性腸疾患,⑨過敏性腸症候群.
- 止痢薬の適応となる病態で中等度から重度の下痢の場合,ロペラミドやオクトレオチドを使用する.

原因

1) **食事性**
   高脂肪,乳製品,食物繊維,合成甘味料,カフェイン,アルコール,腸管栄養,サプリメント

2) **薬剤**
   抗悪性腫瘍薬,下剤(過量),抗菌薬,制酸薬,鉄剤,NSAIDs,ミソプロストール

3) **手術**
   胃切除術,結腸切除術,迷走神経切断術,腸管吻合術,短腸症候群

7 下痢 51

4) 瘻孔
胃結腸瘻，腸瘻

5) 感染
感染性腸炎（細菌　真菌，ウイルス，寄生虫），偽膜性腸炎

6) 炎症
放射線治療，AIDS 関連性下痢，GVHD

7) 吸収障害
がん性腹膜炎，膵性脂肪下痢，胆汁酸の分泌障害

8) 閉塞性
宿便（溢流性下痢），不完全な腸閉塞

9) 直腸障害
直腸腫瘍の粘液産生，脊髄神経障害，全身衰弱

10) 内分泌性
糖尿病，カルチノイド腫瘍，絨毛腫瘍，Zollerger-Ellison 症候群

▌症候

- 下痢は，それ自体が主要な症候となっている．便の硬さ（軟便，泥状便，水様便），排便回数，排便量，便の性状（血便，タール便，脂肪便，不消化食物や膿粘液の混在，発酵臭や酸臭），下痢の持続期間を確認する．
- 随伴症状として，痙性腹痛，発熱，悪心・嘔吐，放屁，テネスムス，脱水症，食欲不振，倦怠感，栄養障害などの症候がみられる．

▌アセスメント

- 下痢の患者では以下を確認する．
① 発症状況（急性発症または慢性発症）
② 排便回数（発症前後の排便回数）
③ 便の性状（血便，タール便，脂肪便など）
④ 随伴症状（腹痛，発熱，悪心・嘔吐，脱水症など）
⑤ 食事（食物繊維　合成甘味料，乳製品，アルコール，サプリメントなど）
⑥ 使用薬剤
⑦ 集団発生
⑧ 海外渡航歴
⑨ 原疾患とその病態
⑩ 治療状況（手術，化学療法，放射線治療など）

- 診察では以下を調べる.
① 貧血
② 口腔乾燥症
③ 皮膚(乾燥, 緊満度の減少, 発汗の減少, 浮腫)
④ 栄養状態
⑤ 腹部所見(腹部膨満, 腸音, 熱感, 腹部腫瘤, 圧痛, 腹膜刺激症状, 筋性防御)
⑥ バイタルサイン(頻脈, 血圧低下, 起立性低血圧)
⑦ 尿量・体重の減少
- 必要に応じて以下の検査を行う.
① 血液検査(CRP, 電解質, 肝・腎機能, 栄養評価指標)
② 便検査(細菌学的検査, 便潜血検査, 脂肪滴検査)
③ 画像診断(腹部単純X線撮影, 内視鏡検査, 消化管造影検査, CT)
- 下剤の不適切な使用に起因する下痢が多い. オピオイド使用の患者では, 便秘と下痢を繰り返すことがある.
- 高齢患者では, 宿便が下痢の原因となっていることがある. 完全な腸閉塞では便秘となるが, 不完全な腸閉塞の場合, 下痢と便秘を交互に呈する.

マネジメントとケア

- 病態に応じた対処
① 感染症　　　：抗菌薬
② 偽膜性腸炎　：原因となった抗菌薬の中止, メトロニダゾール, バンコマイシン, ベズロトクスマブ
③ 化学療法　　：Grade分類に基づいた対処(ロペラミド, ブチルスコポラミン臭化物, オクトレオチド, 補液)
④ 放射線治療　：アスピリン, サラゾピリン, コルチコステロイド
⑤ 薬剤性　　　：原因となった薬剤の減量・中止
⑥ 吸収障害　　：パンクレアチン
- 急性下痢は, 有害物質を排除する自己防衛的な生理反応である. 原因によっては止痢薬を投与しない.
- 宿便, 腸閉塞, 大腸炎(感染性, 抗菌薬起因性, 潰瘍性)が除外され, 特異的な治療法がない場合に止痢薬を使用する.
- 止痢薬として, 腸管運動抑制薬, 収斂薬, 整腸薬などがある. 中等度から重度の下痢にロペラミドやオクトレオチドを使用する.

7 下痢　53

- 下痢が重度の場合や腹痛・腹部圧痛などの随伴症状が強い場合，禁食にする．バイタルサイン，尿量，電解質異常を参考に輸液を行う．
- 病態と重症度に応じて食事を検討する．食事では，消化のよいものを中心に，高脂肪，乳製品，食物繊維，合成甘味料，カフェイン，アルコールを控える．
- 下痢による皮膚の汚染や炎症の原因となるため，保清と皮膚の保護を心がける．

IV

薬物療法

a）ロペラミド（ロペミン®）➡ p.290
b）オクトレオチド（サンドスタチン®）➡ p.131

8 腹水
ascites

Clinical Points

- 腹腔内には通常 20〜50 mL の液体が生理的に存在する．この生理的な量を超えて腹腔内に液体が貯留した状態を腹水という．
- 腹水が 100 mL 以上貯留すると超音波検査で，1 L 以上貯留すると診察や腹部単純 X 線検査で確認できる．
- 悪性腹水とは，がん細胞を含む液体が腹腔内に貯留する状態である．広義では悪性腫瘍に起因する腹水を指す．悪性腹水の細胞診でがん細胞が陽性となるものは半数である．
- 腹水の原因は，①肝硬変 80％，②悪性腫瘍 10％，③その他（うっ血性心不全，結核，透析関連，膵疾患，Budd-Chiari 症候群，心膜疾患，ネフローゼ症候群など）10％である．
- 悪性腹水の原疾患は，卵巣がん，子宮体がん，乳がん，結腸がん，胃がんや膵臓がんで 8 割を占める．乳がん，肺がん，甲状腺がんなどの腹腔外のがんの腹腔内転移によることがある．
- 化学療法に反応する卵巣がんや悪性リンパ腫などを除くと，悪性腹水の患者の生命予後は不良である（数カ月の可能性が高い）．
- 利尿薬による腹水のマネジメントは，スピロノラクトン単独使用，あるいはスピロノラクトンとフロセミド（あるいはアゾセミド）の併用が第一選択である．
- 悪性腹水に利尿薬の効果は 4 割と報告されている．

原因

1) 門脈圧亢進症

広範囲の肝転移，肝硬変，うっ血性心不全，門脈血栓・塞栓症，Budd-Chiari 症候群

2）血漿膠質浸透圧の低下

悪液質症候群，低栄養，肝硬変，ネフローゼ症候群，頻回の腹腔穿刺

3）腹膜の炎症

がん性腹膜炎，腹膜偽粘液腫，細菌性腹膜炎，結核性腹膜炎，膠原病

4）リンパ管の障害

悪性腫瘍，手術，外傷

▌症候

- 診断の契機となる症候は，腹部膨満感，腹部膨満，尿量減少や体重増加である．初期に自覚することは少なく，ズボンやスカートがきつくなったか否かを尋ねることが参考になる．
- 腹水が 1〜1.5 L 以上貯留すると，腹壁は膨隆して若干の光沢を認める．仰臥位では，臍周辺は平坦となり，臍窩は浅くなり，側腹部が膨満するカエル腹の様相を呈してくる．
- 腹部打診で液体貯留部分を反映する濁音の領域が，体位変換によって移動する体位変換徴候がみられる．さらに腹水が貯留すると，仰臥位にて一側の側腹部を手で軽く叩くと，他側の側腹部に当てた手掌に波動を感じることになる．
- 腹水が多量になると，腹部の不快感・緊満感，横隔膜圧迫による呼吸困難，起坐呼吸，胃圧迫や腹圧の亢進に伴う早期満腹感，食欲不振，胸やけ，悪心・嘔吐，下肢や外生殖器の浮腫がみられる．

▌アセスメント

- 少量の腹水の検査としては，超音波検査が第一選択となる．肝右葉下面や肝表面に超音波上無エコー域として確認できる．
- CT では，少量の際は肝右葉外側と腹壁との間に低吸収領域として認められるが，血性腹水の場合には若干高い CT 値を呈する．
- 多量の場合は，立位および臥位による腹部単純 X 線検査にて X 線透過性の低下，腸管像の解離，腸腰筋陰影の消失，骨陰影の不鮮明化などがみられる．
- 腹水は，漏出液と滲出液に大別される．漏出液では，外観が透明の淡黄色で漿液性（非炎症性），比重 1.015 未満，蛋白濃度 2.5 g/dL 未満である．滲出液では，外観が混濁し血性ないし乳び性，膿性で

多様性（炎症性），比重 1.018 以上，蛋白濃度 4.0 g/dL 以上である.
- 血清-腹水アルブミン濃度勾配（serum-ascites albumin gradient：SAAG）は門脈圧亢進症の診断に有用である．SAAG≧1.1 g/dL では門脈圧亢進症があることが，SAAG＜1.1 g/dL では門脈圧亢進症がないことがそれぞれ示唆される.

マネジメントとケア

- 悪性腹水の系統的レビューに基づいた指針は以下のとおりである.
  ① 腹腔穿刺による 5 L までのドレナージは，腹部膨満感，呼吸困難，悪心・嘔吐の苦痛緩和に有効である
  ② 腹水 5 L までのドレナージは輸液がルーチンに必要ではない
  ③ 腹腔穿刺時のアルブミン投与に関するエビデンスはない
  ④ 腹腔静脈シャントによる重大な合併症（肺水腫，肺塞栓，播種性血管内凝固，感染）は 6％の患者にみられる
  ⑤ 広範囲の肝転移に伴う悪性腹水は，がん性腹膜炎による腹水や乳び性腹水よりも利尿薬に反応する
  ⑥ 利尿薬としてスピロノラクトン単独使用，あるいはスピロノラクトンとフロセミドの併用が望ましい
  ⑦ 悪性腹水において利尿薬の投与量は評価されていない
- 腹水のマネジメントでは，①利尿薬，②腹腔穿刺，③腹腔静脈シャント，のいずれも十分とはいえない.
- 腹水に対する利尿薬の有効性は，SAAG が指標となる．SAAG が高値（1.1 g/dL 以上）である広範囲の肝転移，門脈圧亢進症（肝硬変，門脈血栓症），うっ血性心不全の場合，利尿薬が有効である．SAAG が低値であるがん性腹膜炎の場合，有効性は低い（ネフローゼ性腹水は，SAAG は低値であるが，利尿薬が有効である）.
- 利尿薬による腹水のマネジメントは，スピロノラクトン単独使用，あるいはスピロノラクトンとフロセミド（あるいはアゾセミド）の併用が第一選択である．この目標は腹水や浮腫の消失ではなく，腹水による苦痛の緩和である.
- 過剰な利尿薬の投与が，逆に血管内脱水，腎血流の低下，高窒素血症，低血圧，倦怠感などの苦痛を与えたり，肝腎症候群の原因となったりすることがある.
- 難治性腹水では，ループ利尿薬にトルバプタンの併用が有効である

8 腹水 57

と報告されている.

- 腹腔穿刺は,利尿薬に反応しない腹水患者において腹部膨満感,呼吸困難,悪心・嘔吐などの苦痛を一時的に緩和させる.
- 腹腔穿刺の適応は以下のとおりである.
① 原因不明の腹水
② 強い腹部膨満
③ 利尿薬に反応が乏しい腹水
④ 細菌性腹膜炎が疑われる場合
- 腹腔穿刺の禁忌は以下のとおりである.
① 播種性血管内凝固
② 線溶系の亢進
③ 凝固系異常(INR>1.4)
④ 腸閉塞
⑤ 複数カ所の癒着
⑥ 感染
- 腹腔穿刺1回につき5Lまでのドレナージは許容されると報告されているが,患者の全身状態を考慮してドレナージ量を決める.
- 腹腔穿刺を繰り返し行うと蛋白喪失を助長する.腹腔穿刺は最初から行う処置ではなく,症状緩和の必要性に応じて実施する.
- 腹腔静脈シャントは,議論のあるところである.その合併症は以下のとおりである.
① 肺水腫
② 肺塞栓
③ 播種性血管内凝固
④ 感染
⑤ うっ血性心不全
- 腹腔静脈シャントの禁忌は以下のとおりである.
① 血性腹水
② 腹水の蛋白濃度が4.5 g/dL以上
③ 被包化された腹水
④ 門脈圧亢進症
⑤ 凝固系異常
⑥ 心不全
⑦ 腎不全
- 腹部膨満により起き上がりや歩行などが困難になったり,転倒の危

険性が高くなったりする．日常生活動作の介助やポータブルトイレの設置などの環境整備を行う．

- 倦怠感や体動困難により臥床して過ごすことが多くなるため，体位交換，マッサージ，清拭を行ったり，クッション，小枕，マットを使用したりする．締め付けない，柔らかい素材の衣服を選ぶ．

薬物療法

a) スピロノラクトン（アルダクトン® A）➡ p.159
b) フロセミド（ラシックス®）➡ p.249
c) アゾセミド（ダイアート®）➡ p.112
d) トルバプタン（サムスカ®）➡ p.188

9 呼吸困難

dyspnea

Clinical Points

- 呼吸困難とは，呼吸時の不快な感覚という主観的な体験と定義されている．呼吸困難は，様々な感覚と強度からなる．
- 呼吸困難の強度は，身体的，心理社会的，環境的な要因と関連し，原因となる病態の重症度とは必ずしも一致しない．
- 終末期がん患者の5～7割に呼吸困難を経験する．呼吸困難は，不安，恐怖，死の切迫感と密接に関連することが多い．
- 原因や病態に従って適切に対処する．
- 呼吸困難に対してモルヒネが有効な場合がある．著明な低酸素血症がなく，呼吸回数が多く，喀痰が少ない場合がよい適応となる．
- モルヒネの呼吸困難に対する効果は，NRS で 10% 程度の改善であり，呼吸困難が完全に消失することが治療目標とはならない．
- 呼吸困難に対するオピオイドは，原則として速放製剤を使用して評価する．
- 難治性で強度の呼吸困難で生命予後が限られる場合，苦痛緩和のための鎮静が適応となる．

原因

1) 肺容積減少
肺腫瘍の増大，胸水，無気肺，気胸，慢性閉塞性肺疾患，肺切除

2) 炎症性
肺炎，気管支炎，がん性リンパ管症，間質性肺炎

3) 気道性
気道閉塞・狭窄，気管支痙攣，喘息，喀痰貯留

4) 呼吸運動障害
呼吸筋の筋力低下，ステロイドミオパチー，がん悪液質，腫瘍随

伴症候群，多量の腹水，肝腫大，横隔膜麻痺

5) 循環器障害

うっ血性心不全，心囊液貯留，虚血性心疾患，不整脈，上大静脈症候群，肺塞栓症

6) 中枢神経障害

脳血管障害，脳腫瘍，薬剤

7) 血液疾患

貧血，過粘稠度症候群

8) 代謝障害

腎不全，代謝性アシドーシス，下痢

9) 心因性

不安，恐怖，パニック障害

▌症候

- 呼吸困難の表現として，「息が詰まるような感じがする」，「息が止まるような感じがする」，「窒息するような感じがする」，「呼吸するのに努力がいる」，「胸がしめつけられる」，「呼吸が速い」，「深呼吸ができない」，「十分に息を吸い込むことができない」，「呼吸が気になって仕方がない」などがある．この他に不快感，苦痛，苦悶，努力感など多様な自覚症状がみられる．

- 呼吸困難の表現と病態の関係として以下のことが言われている（特異的なものではなく，あくまで目安である）.

① 「胸部圧迫感がある，胸がしめつけられる」
   気管支収縮，喘息，心筋虚血

② 「息をするのに労力や努力が必要である」
   気道閉塞，神経筋疾患，ミオパチー，脊柱後彎

③ 「空気が足りない，息をしたい衝動にかられる」
   うっ血性心不全，肺塞栓症，気道閉塞

④ 「深呼吸ができない，十分に息ができない」
   肺の過膨張，肺線維症，胸郭運動の制限

⑤ 「息が荒い，呼吸が速い，もっと息をしたい」
   身体機能低下

▌アセスメント

- 呼吸困難の患者では以下を確認する.

9 呼吸困難 61

① 強度（数値評価スケール，視覚アナログスケール，修正 Borg 尺度）
② 様式（安静時呼吸困難，労作時呼吸困難，夜間呼吸困難，早朝呼吸困難，
　　起坐呼吸，臥位呼吸，扁平呼吸）
③ 特徴と随伴症状（呼気性喘鳴，吸気時喘鳴，咳嗽，痰，血痰，痛み，
　　食欲不振，倦怠感，不眠，発汗，集中力低下）
④ 経過（急性発症，慢性発症，発作的，間欠的，持続的）
⑤ 緩和因子と増悪因子（姿勢，動作，環境，心理的要因，対処方法）
⑥ 日常生活と社会活動（食事，歩行，入浴，更衣，移動，排尿・排便，
　　通勤，仕事，家事，介護・看護，育児，買い物，性生活，役割）
⑦ 精神状態（不安，恐怖，抑うつ，怒り，絶望感，緊張感，孤独感）
⑧ 治療歴と薬歴（手術，化学療法，放射線治療）
⑨ 合併症と喫煙の有無（慢性閉塞性肺疾患，喘息，心疾患）
⑩ 職業（塵肺）

マネジメントとケア

• 病態に応じた対処

① 胸水	:	胸腔穿刺，胸膜癒着術
② 上大静脈症候群	:	化学療法，放射線治療，コルチコステロイド，ステント留置
③ 気道閉塞	:	気管支鏡治療（レーザー治療，電気焼灼，ステント挿入など），放射線治療，コルチコステロイド
④ 肺塞栓症	:	抗凝固療法，血栓溶解療法，下大静脈フィルター挿入，カテーテル治療
⑤ がん性リンパ管症	:	化学療法，ホルモン療法，コルチコステロイド
⑥ ステロイドミオパチー	:	コルチコステロイドの中止
⑦ 感染症	:	抗菌薬，呼吸リハビリテーション
⑧ 気管支攣縮	:	気管支拡張薬，コルチコステロイド
⑨ 心不全	:	利尿薬，強心薬
⑩ 腹水	:	利尿薬，腹腔穿刺
⑪ 発熱	:	解熱薬
⑫ 貧血	:	輸血

• 呼吸困難は複数の要因が関与しており，終末期がん患者の呼吸困難
は必ずしも低酸素症とは相関しない．
• 呼吸困難のあるがん患者で低酸素症（酸素飽和度が 90％未満）がみ

られれば，症状の緩和の目的で間欠的に酸素療法を開始し，経過観察をする.

- 低酸素症がみられない呼吸困難の患者では，酸素療法は通常推奨されない. 酸素療法は酸素飽和度を改善させるが，呼吸困難の緩和とは必ずしも一致するわけではない.
- 呼吸困難の緩和目的では，①経口モルヒネが定期的に投与されている場合，1日量の 1/24〜1/12 の経口量の頓用から開始（経口モルヒネ 60 mg/日の場合には経口モルヒネ 2.5〜5 mg/回），②モルヒネが投与されていない場合，経口モルヒネ 2.5〜5 mg/回の頓用から開始，が推奨されている.
- モルヒネが定期的に投与されていない場合，呼吸困難の緩和に経口モルヒネが 2〜3 回/日以上必要であればモルヒネの定期的投与を検討する. 定期的投与になった場合，効果の程度，持続時間や副作用などを観察しながら投与量を調整する.
- オキシコドンが呼吸困難に有効であるというエビデンスはない. しかし，モルヒネと同等と考える専門家は少なくない.
- オキシコンチンが定期的に投与されている場合，呼吸困難に対してオキシコドン速放製剤を追加して評価する. 効果が不十分な場合は，モルヒネ速放製剤を追加して再評価する.
- 呼吸困難が出現し，患者の心身ともに不安定な場合，オキシコドンからモルヒネに完全に切り替えるのは控えたほうがよい.
- 呼吸困難に対してオピオイドが有効な場合は，比較的低投与量であり，10%程度の改善（0〜10 の 11 段階の数値評価スケールで 1 程度）である. オピオイドの効果は限定的であり，その目標は呼吸困難が完全になくなることではない.
- 不安を合併している呼吸困難のがん患者の場合，オピオイドにベンゾジアゼピン系薬の併用が有効なことがある.
- がん性リンパ管症，上大静脈症候群，気道閉塞・狭窄，気管支痙攣，化学療法・放射線治療による肺障害による呼吸困難の場合，コルチコステロイドが有効なことがある.
- 呼吸困難のある患者の不安に共感するとともに，頻回に訪室し患者に安心感を与えるケアを提供する.
- 呼吸にあわせて動作をゆっくり行うように指導する. 呼吸と動作を同調させることで動作がゆっくりとなり，単位時間当たりの仕事量が減る.

9 呼吸困難　63

- 呼吸困難のある患者のケアとして体位の工夫が重要である．クッション，枕，バックレスト，オーバーテーブル，ギャッチベッドなどを利用して，セミファウラー位や起坐位など安楽な体位をとれるように工夫する．
- 室内の温度や湿度を適切に保つように環境調節を行う．窓の開放や扇風機の使用により涼風が入るようにする．室内の換気をよくすること，冷えた空気を顔に当てることや携帯用扇風機（電池駆動）の使用が呼吸困難を改善する．
- 呼吸リハビリテーションとして，リラクセーションとしての漸進的筋弛緩法，腹式呼吸や口すぼめ呼吸（呼気時に口をすぼめて口腔内圧を高めながらゆっくり呼息する呼吸）などの呼吸法訓練，気道内分泌物の排出を促進する催咳法や体位排痰法などがある．

薬物療法

a) モルヒネ➡ p.278
b) オキシコドン➡ p.125，128
c) アルプラゾラム（コンスタン®，ソラナックス®）
d) ロラゼパム（ワイパックス®）➡ p.292

10 咳嗽
cough

Clinical Points

- 咳嗽（咳は同義語）とは，気道内の分泌物や異物を排出するための正常かつ有益な生体防御機構である．有害物質の吸入を防ぐ反射的な反応であり，非特異的な症状である．咳嗽は必ずしも病的な症状とは限らず，むやみに抑制すべきものではない．
- 咳嗽によって気道系から喀出されるものの総称が痰（喀痰は同義語）である．痰は気道の杯細胞や気管支腺からの粘液性分泌物を主体に，脱落細胞成分，上気道分泌物，唾液，塵埃・細菌・ウイルスなどの異物，炎症・うっ血による滲出物などを含んでいる．
- 咳嗽は，①痰を伴わない乾性咳嗽，②痰を伴う湿性咳嗽に分類される．乾性咳嗽は気道・肺胞病変が存在せずに誘発された咳反射の場合や，病変は存在しても喀痰量が少ない時期にみられる．
- 湿性咳嗽は痰を伴う咳嗽である．生理的な分泌量以上に気管支腺から粘液や漿液が分泌され，咳嗽でこれらを排泄しようとする防御的な生体反応である．
- 咳嗽の病態に応じた対処を行い，必要に応じて鎮咳薬を使用する．
- 気管支喘息，肺炎，肺水腫など痰の発生が病態の改善に寄与する疾患では，鎮咳薬の使用は慎重でなければならない．

原因

1) 悪性腫瘍によるもの

肺腫瘍（肺実質，気道，胸膜の病変，がん性リンパ管症），縦隔の病変，胸水，心嚢液貯留，誤嚥，気管食道瘻，声帯麻痺，痰貯留，腫瘍随伴症候群

10 咳嗽 65

2) 悪性腫瘍の治療に関連するもの
放射線肺臓炎，薬剤性肺障害

3) 悪性腫瘍以外のもの
a) 急性咳嗽
かぜ症候群，急性咽頭炎，急性喉頭炎，急性気管支炎，肺炎，
環境の刺激物質，肺塞栓症，うっ血性心不全，慢性閉塞性肺疾患
の急性増悪

b) 慢性咳嗽
喫煙，慢性閉塞性肺疾患，気管支喘息，肺線維症，好酸球性気管
支炎，うっ血性心不全，後鼻漏症候群，胃食道逆流症，薬剤（ACE
阻害薬，β 遮断薬）

症候

- 患者は「咳が出る」，「咳が止まらない」，「咳で眠れない」などと訴
える．持続する頻回の咳嗽は胸部や腹部の筋肉痛，会話の障害，摂
食障害，睡眠障害，頭痛，失神，尿失禁，疲弊，体力の消耗の原因
となる．
- 痰の喀出困難は日常生活の障害となるだけでなく，痰が粘稠となっ
たり，咳嗽反射が弱くなったりする場合，痰の気道内貯留や気道閉
塞を来し，肺炎や無気肺を併発しやすくなる．

アセスメント

- 咳嗽のある患者では以下を確認する．
① 咳嗽の苦痛の程度・持続時間・回数
② 咳嗽の発症状況・日内変動（咳嗽のある時間帯）・誘因
③ 咳嗽の経時的変化（急性，亜急性，慢性）
④ 痰の有無（有の場合は性状と量）
⑤ 随伴症状（発熱，悪寒戦慄，倦怠感，くしゃみ，鼻汁，咽頭痛，嗄声，
胸痛，喘鳴，起坐呼吸，呼吸困難）
⑥ 合併症（花粉症，鼻炎，後鼻漏症候群，胃食道逆流症，気管支喘息）
⑦ 喫煙歴（1 日当たりのタバコの本数と年数）
⑧ 使用剤（ACE 阻害薬，β 遮断薬）
⑨ 職業歴や環境（アスベストや粉塵の曝露）
⑩ ペット（犬，猫，鳥類）

マネジメントとケア

- 病態に応じた対処

① 腫瘍	：化学療法，放射線治療，コルチコステロイド
② 感染	：抗菌薬，呼吸リハビリテーション
③ 気管支攣縮	：気管支拡張薬，コルチコステロイド
④ 誤嚥	：食事の工夫，抗菌薬
⑤ 心不全	：利尿薬，強心薬
⑥ 胸水	：胸腔穿刺，胸膜癒着術
⑦ ACE阻害薬	：投与中止あるいは他の薬剤に変更
⑧ COPD	：禁煙，気管支拡張薬，コルチコステロイド
⑨ 胃食道逆流症	：下部食道括約部圧を低下させるものを避ける（喫煙，コーヒー，チョコレート，飲酒，特定の薬剤，生活習慣），酸分泌抑制薬（H_2受容体拮抗薬，プロトンポンプ阻害薬）
⑩ 後鼻漏症候群	：コルチコステロイド，抗ヒスタミン薬，抗アレルギー薬
⑪ 喫煙	：禁煙

- 生体防御機構である咳嗽が有益でなく，患者に苦痛を与えるような状況になった場合，咳嗽の頻度や強度の軽減を目指す．咳嗽の病態に応じた対処を行う．
- 適切な評価に基づいて「原因の治療を目指す」，「咳の効率を上げる」，「咳を止める」の方針を決定する．
- 鎮咳薬は中枢系鎮咳薬が中心となる．難治性咳嗽にプレガバリンやガバペンチンが有効と報告されている．
- 喀痰を伴う湿性咳嗽の場合，呼吸リハビリテーション（催咳法，体位排痰法，徒手胸郭伸張法），必要に応じて吸引を行い，痰の喀出を促す．
- 咽頭や喉頭に痛みやいがらっぽさがある場合，飲水，温かい飲み物，飴などが上気道の刺激の緩和に有効なことがある．
- 体位の工夫や部屋の温度・湿度を調整する．

薬物療法

1) 鎮咳薬

a) デキストロメトルファン（メジコン®）

10 咳嗽　67

b) コデイン➡ p.146
c) モルヒネ➡ p.278
d) プレガバリン(リリカ®)➡ p.239
e) ガバペンチン(ガバペン®)➡ p.137

胸水

pleural effusion

Clinical Points

- 胸膜腔には 10〜20 mL の胸膜液があり，呼吸運動に伴う胸膜間の摩擦を減少させている．胸膜液が生理的な量を超えて胸膜腔に貯留した状態を胸水という．
- 悪性胸水とは，剥脱した悪性細胞が含まれる胸水をいう．悪性胸水は呼吸困難の原因として頻度が高く，進行がんで治癒困難であることを示唆する．
- 胸水は，がん患者の 1〜5 割にみられる．悪性胸水の場合，悪性腫瘍の割合は肺がん，乳がん，悪性リンパ腫，泌尿生殖器がん，消化管がんの順であり，原発不明がんが 1 割と報告されている．
- 悪性胸水の治療としては，①経過観察，②胸腔穿刺，③胸膜癒着術があり，適切に選択する．

原因

1) **滲出性**
   腫瘍性疾患(がん性胸膜炎，悪性胸膜中皮腫，悪性リンパ腫，白血病)，感染性疾患(結核，細菌感染，ウイルス感染，真菌感染，寄生虫感染)，消化器疾患(食道穿孔，膵疾患，腹腔内腫瘍，腹水)，膠原病，尿毒症，薬剤，肺塞栓症

2) **漏出性**
   うっ血性心不全，肝硬変，ネフローゼ症候群，上大静脈症候群，低栄養，透析，肺塞栓症

3) **血性**
   外傷，自然気胸，肺梗塞，腫瘍性疾患，感染性疾患

4) **乳び性**
   胸管・リンパ管の破裂・閉塞，胸膜腫瘍

11 胸水　69

症候

- 胸水貯留の初期に無症状であることが多い．呼吸困難，乾性咳（体位変換により増強），胸部不快感，起坐呼吸や痛みが徐々に出現する．最も多くみられる胸水による症状は呼吸困難であり，半数以上にみられる．
- 胸部不快感は，重苦しさ，圧迫感，鈍痛などと表現される．痛みは鈍い痛みから鋭く突き刺すような痛みまで多様である．
- 細菌やウイルスによる感染症が原因の胸水の場合には，胸痛が出現することが多いが，悪性腫瘍や心不全が原因の場合は無症状もしくは軽度の圧迫感や鈍痛を自覚する程度となる．
- 胸水による呼吸機能の障害は，胸水の絶対量よりは貯留速度に影響される．胸水が多量でも，緩徐に貯留すれば自覚症状や呼吸機能の障害は軽度である．一方，胸水が急速かつ両側に貯留する場合，呼吸困難は強い．

アセスメント

- 胸水のある患者の診察では，聴診上，胸水が少量のときに胸膜摩擦音が聴取され，胸水が増加すると呼吸音の減弱や消失を認める．打診上，背部や側胸部に濁音界を認め，患者の音声振盪の病変部での減弱や消失を認める．
- がん患者に胸水がみられても悪性胸水とは限らない．胸水の原因としてがん性胸膜炎によるものが多いが，感染症，うっ血性心不全，肝硬変，ネフローゼ症候群，肺塞栓症など非悪性疾患によるものもあるので鑑別する．

マネジメントとケア

- 胸水のマネジメントは，原因，悪性腫瘍の種類，胸水貯留の速度，症状と程度，肺の再膨張の可能性，PS，化学療法の感受性，生命予後などによって異なる．
- 悪性胸水の治療の選択肢として，①経過観察，②胸腔穿刺，③胸膜癒着術，があり，各々に長所と短所がある．
- 小細胞肺がんや悪性リンパ腫などのように化学療法の感受性が高い悪性腫瘍では，化学療法を優先する．化学療法の感受性の低い悪性腫瘍では，局所治療を行う．

IV 症状マネジメントの概説

- 胸水による呼吸困難がある場合，胸腔穿刺による排液のみで症状は改善する．この際，再膨張性肺水腫（虚脱した肺が急速に膨張することに伴って生じる肺水腫）にならないように排液の速度と量に注意する（1回の排液量は 800 mL 程度を目安）．
- 胸水が急速に貯留する場合は，少量でも排液できれば呼吸困難の改善に役立つことがある．
- 再貯留の防止目的で胸腔内に薬剤を注入する胸膜癒着術を施行する．しかし，胸膜癒着術の対象となる患者は，胸水による症状がみられ，胸水をコントロールすることで患者の QOL を改善できる場合に限定する．
- 無症状の場合は経過観察，全身状態の不良な患者の場合は，症状緩和のための胸腔穿刺を適宜行う．
- 胸水が多量になると呼吸困難や胸部圧迫感などの症状が出現し，日常生活動作が制限される．胸水貯留による症状を観察するとともに，患者の日常生活動作を支援する．
- 呼吸運動が十分にできるような体位の工夫を行う．側臥位の場合，胸水の貯留のある側を下にするようにする．肺のうっ血を予防するために，クッション，枕，オーバーテーブル，ギャッチベッドなどを利用して，セミファウラー位や起坐位など安楽な体位をとれるようにする．

▌薬物療法

1）胸膜癒着剤（胸膜腔内注入）
a) タルク（ユニタルク®）
b) ミノサイクリン（ミノマイシン®）
c) OK-432[†]（ピシバニール®）

[†] ストレプトコックス・ピオゲネス（A 群 3 型）Su 株ペニシリン処理凍結乾燥粉末

12 気道分泌過多

excessive airway secretions

Clinical Points

- がん患者において，①死前喘鳴(death rattle)とよばれる終末期の気道分泌過多，②時期を問わず気道・肺の病変による気道分泌過多，の2種類が存在する．
- 気道分泌過多には，慢性気管支炎，気管支拡張症，肺水腫，悪性腫瘍関連原因(肺腫瘍，感染，気管食道瘻，出血)などの原因と病態がある．
- 死前喘鳴とは，死が差し迫った患者において吸息相および呼息相に，蓄積した気道分泌物の振動運動により音が発生する状態をいう．「ゴロゴロと騒々しい呼吸」と表現される．
- 死前喘鳴は，①真性死前喘鳴(嚥下障害による唾液誤嚥や喀痰喀出困難)，②偽性死前喘鳴(気道・肺の病変からの分泌，感染，肺水腫や出血)に分類される．
- 死前喘鳴の出現頻度は最後の数日に4〜6割にみられる．死前喘鳴から死までの期間は8〜48時間のことが多い．
- 死前喘鳴の場合，抗コリン薬による治療を検討する．

症候

- 気道分泌過多は，咳嗽，感染，睡眠障害，呼吸困難などの悪影響をもたらす．気道分泌物の量や粘稠度，喀痰喀出困難，嚥下困難や意識レベルが患者の苦痛に関係する．
- 意識がある場合，患者は気道分泌物により不穏になったり，窒息の恐怖を感じたりする．真性死前喘鳴の場合，患者の意識レベルは低下していることが多く，苦痛を感じることは少ない．
- 気道分泌過多が増強すると"ゴロゴロ"という音が聴診器を使用しなくても聴取され，強い場合は病室の外まで響き渡ることがある．
- 真性死前喘鳴の場合，呼吸が不規則になったり，呼吸回数が増加したりする．また，下顎呼吸や喘ぎ呼吸がみられる．生命予後が数日

から数時間になったときにみられる特徴的な呼吸である.

アセスメント

- 気道分泌過多の患者では以下を確認する.
  ① 気道分泌過多の原因
  ② 気道分泌過多の強度
  ③ 気道分泌過多の発症様式
  ④ 気道分泌過多の経過
  ⑤ 気道分泌過多による患者の苦痛の有無
  ⑥ 意識レベル
  ⑦ PS
  ⑧ 喀痰喀出や嚥下の機能
  ⑨ 輸液量
  ⑩ 生命予後の予測

マネジメントとケア

- 気道分泌過多の病態に応じて対処することが原則である.感染症には抗菌薬,誤嚥には嚥下リハビリテーション,腫瘍からの分泌物にはコルチコステロイド,気道の病変には粘膜作用薬を投与する.
- 気道分泌物の喀出が可能かつ困難でなければ,積極的に喀出を促す.患者に意識があり,気道分泌過多が苦痛であり,死が差し迫っている場合,分泌抑制薬を使用する.
- 死前喘鳴に対する抗コリン薬の効果に関して十分なエビデンスはない.コクラン系統的レビューでは,このことを理解したうえで,抗コリン薬による治療を行うのがよいと結論づけている.
- 死前喘鳴が患者にとって苦痛となっている場合,鎮静の適応となることがある.
- 気道(口腔,咽頭や喉頭)の分泌物を優しく吸引することが時に有益である.しかし,吸引自体が苦痛を与える処置であるため,必要最小限にする.既に存在する分泌物に対しては,分泌抑制薬は有効ではない.
- 患者の意識レベルが低下したり,自力での寝返りができなかったりする場合,体位交換を定期的に行うことが重要である.この際,側臥位やセミファウラー位への体位交換が分泌物のドレナージを促進する.

12 気道分泌過多　　73

- 真性死前喘鳴の場合，死が差し迫っていることに対して家族が心づもりしているかどうかを確認する．死前喘鳴の音を「患者が溺れている」，「患者が窒息している」，「患者が唸っている」と家族が解釈していると死前喘鳴の音は苦痛となる．
- 医療従事者は家族の死前喘鳴に対する解釈を確認して，十分にコミュニケーションを図り，病状，病態や生命予後を説明する．
- 患者の意識レベルが低下して死前喘鳴がある場合，家族の気がかりや心配なことに傾聴し，「亡くなる前にみられる症状であり，本人は苦痛を感じていないと考えられる」と丁寧に説明する．

▌薬物療法

　a）ブチルスコポラミン臭化物（ブスコパン®）➡ p.228

13 転移性脳腫瘍
metastatic brain tumor

Clinical Points

- 転移性脳腫瘍とは，頭蓋外腫瘍（原発巣）から脳実質内，軟髄膜，脳神経などの頭蓋内の様々な部位に転移した腫瘍（転移巣）の総称である．転移性脳腫瘍は画像診断法の進歩と普及により増加傾向にある．
- 転移性脳腫瘍は成人がん患者の2〜4割にみられる．成人の頭蓋内腫瘍のなかで最も頻度が高い腫瘍となっている．罹患率に比較して転移性脳腫瘍を生じやすい悪性腫瘍として，肺がん，乳がん，腎がんがある．
- 原発性脳腫瘍と比較して転移性脳腫瘍は，神経症状の急速な出現と進行が特徴的である．
- 転移性脳腫瘍の画像は，CTまたはMRIのいずれでも造影剤にて増強される類円形の病変として描出されることが多い．大半の病巣は周囲に広範な脳浮腫を伴う．
- 転移性脳腫瘍の患者の予後因子として，①全身の腫瘍の活動性，②脳転移巣の数，③年齢，④PS，⑤コルチコステロイドの反応，がある．
- 転移性脳腫瘍に対して放射線治療，手術，化学療法が適応となれば実施する．

症候

1）頭蓋内圧亢進
頭痛，嘔吐（噴射状嘔吐），うっ血乳頭，外転神経麻痺，せん妄，嗜眠

2）巣症状（局在徴候）
a）前頭葉症候群
高次脳機能障害，認知症様症状，発動性減退，脱抑制，情動浅薄化

13 転移性脳腫瘍　75

b）側頭葉症候群

　　人格変化，記憶障害，精神運動発作，感覚失語

c）頭頂葉症候群

　　知覚障害，失行，失認

d）後頭葉症候群

　　視覚失認，視空間失認，要素性幻視

e）脳梁症候群

　　精神遅滞，痙攣，網脈絡膜異常

f）間脳・中脳・脳幹症候群

　　意識障害，情動障害，人格変化，記憶障害，幻覚症

アセスメント

- 悪性腫瘍の既往歴があり，前述のような症候を認めたら転移性脳腫瘍を疑い，胸部単純 X 線，腫瘍マーカーの測定，CT や MRI などを行う．多くの場合，脳転移をきたす前に肺転移がみられる．

- 造影 MRI は転移性脳腫瘍が疑われる患者の評価において最善な方法である．MRI は他の画像診断と比較して，転移の有無や転移巣の部位・数の診断において，感度および特異度において優れている．

- 転移性脳腫瘍の鑑別疾患は以下のとおり．

① 原発性腫瘍（神経膠腫，悪性リンパ腫，髄膜腫）

② 脳膿瘍

③ 亜急性期の脳出血や脳梗塞

④ 多発性硬化症

⑤ 炎症

⑥ 腫瘍随伴症候群

- 脳の病変が多発性であれば転移性脳腫瘍の可能性があり，単発性の場合，悪性神経膠腫，悪性リンパ腫や髄膜腫などとの鑑別が必要となる．

マネジメントとケア

- 転移性脳腫瘍の患者のがん病期分類は stage IV であり，例外を除き根治的治療は不可能である．したがって転移性脳腫瘍の治療は，症状の緩和と QOL の維持・向上を第一とする．

- 治療方針を決めるうえで，①原発巣の制御，②他臓器転移，③

PS，④脳転移巣の数・部位・大きさ，⑤患者の価値観，が重要である．

- 転移性脳腫瘍に対する治療法として放射線治療が選択されることが多い．転移性脳腫瘍は正常脳組織との境界が比較的明瞭であり，浸潤が限局しているため，病変部のみに放射線を集中させて高線量を照射する定位放射線照射が有効である．
- 全脳照射は多発性脳腫瘍や外科的摘出術後に施行されることが多い．全脳照射は照射量1回3 Gy，総量30 Gy（2週間）や照射量1回2.5 Gy，総量37.5 Gy（3週間）が推奨されている．
- 全脳照射の急性期の合併症として，悪心・嘔吐，脱毛，聴力低下，皮膚炎，倦怠感，中耳炎がある．慢性期の合併症として，脳放射線壊死，人格変化，記銘力障害，認知症がある．
- 放射線治療による悪心・嘔吐にグラニセトロンが有効なことがある．
- 多発性脳転移があっても，腫瘍の圧排効果のために生命の危険があったり，摘出により症状やQOLの改善が期待できたりする場合には，手術を考慮する．
- 他の遠隔転移巣に比較して脳転移巣に対する化学療法の奏効率は一般的に低い．しかし，血液脳関門の破綻が生じており，転移性脳腫瘍に対する化学療法の可能性が示唆される．小細胞肺がん，非小細胞肺がん，乳がんや悪性黒色腫の転移性脳腫瘍は化学療法に反応することがある．
- 転移性脳腫瘍による浮腫や頭蓋内圧亢進に伴う症状がある場合，コルチコステロイドの使用が推奨されている．コルチコステロイドによる症状の改善は6〜24時間以内に出現し，数日〜1週間で効果は最大となる．その有効性はあくまで症状の緩和である．
- 転移性脳腫瘍による症状が軽度の場合はデキサメタゾンやベタメタゾン4〜8 mg/日，症状が強度の場合は16 mg/日以上が推奨されている．長期のコルチコステロイド投与は副作用が問題になるため，投与量は症状を改善する最少量まで減量する．症状の改善や患者の状況によって2週間かけて緩徐に漸減することが推奨されている．
- 痙攣の既往歴のある，あるいは治療中に痙攣をきたした患者では，再発作の予防やてんかん重積状態などの重篤な合併症の回避が重要であり，抗てんかん薬を投与する．しかし，痙攣がみられない転移

13 転移性脳腫瘍　77

性脳腫瘍の患者に対して，抗てんかん薬を日常的に予防的に投与することは推奨されていない．

- 転移性脳腫瘍の患者は，腫瘍による多様な症状や日常生活の障害がみられる．患者と家族の状態を適切にアセスメントし，苦痛の緩和に努める．患者の安全を守り，日常生活の支援や転倒・転落などの危険を防止する環境調整を行う．
- 腫瘍の進行に伴い，人格の変化，感情障害，高次脳機能障害などが生じる．患者と家族への適切な情報提供とともに，側に寄り添い精神的なサポートを行うことが重要である．

薬物療法

a) デキサメタゾン（デカドロン®）➡ p.175
b) ベタメタゾン（リンデロン®）➡ p.258

14 脊髄圧迫
spinal cord compression

Clinical Points

- 脊髄圧迫とは,硬膜に包まれた脊髄や馬尾が圧迫を受けた状態である.圧迫の部位や程度により症候が異なる.
- 脊髄圧迫の原因として悪性腫瘍以外に椎間板突出,椎体の変形,後縦靭帯・黄色靭帯の肥厚・骨化,脊椎管狭窄症,外傷による椎体骨折・脱臼,硬膜外血腫などがある.
- 骨転移のなかで脊椎転移は最も頻度が高い.脊椎転移はがん患者の4割にみられ,脊椎転移患者の1~2割に脊髄圧迫の症状が現れる(がん患者の5~10%に脊髄圧迫がみられる).
- 乳がん,前立腺がんや肺がん患者が悪性脊髄圧迫の半数を占める.この他に腎がん,悪性リンパ腫,骨髄腫,悪性黒色腫,肉腫,頭頸部悪性腫瘍である.
- 脊髄圧迫による神経障害がみられ,積極的な治療の対象となる場合,速やかにコルチコステロイドを投与し,緊急放射線治療または緊急手術を検討する.

原因

1) 悪性腫瘍
脊椎(椎骨)転移,傍脊椎腫瘍,脊髄髄内腫瘍,がん性髄膜炎

2) 悪性腫瘍以外の疾患
良性腫瘍,骨粗鬆症による脊椎椎体の圧迫骨折,椎間板疾患,化膿性脊椎炎,脊椎カリエス(結核性脊椎炎),放射線脊髄症,硬膜外血腫,硬膜外膿瘍

症候

1) 痛み
局所的な痛み,機械的な痛み,神経根痛,Lhermitte徴候,Lasegue徴候

2) 運動障害

易疲労感，筋力低下，麻痺（痙性，弛緩性），腱反射の亢進あるいは消失，Babinski 反射

3) 感覚障害

表在感覚（触覚，痛覚，温覚，部位覚）の障害，深部感覚（位置覚，振動覚，深部覚）の障害

4) 自律神経障害

膀胱直腸障害，起立性低血圧，食後性低血圧，固定性心拍，無汗症，インポテンス，自律神経反射異常

アセスメント

- がん患者において腰背部痛や頸部痛が新たに出現したり，悪化したりする場合，脊髄圧迫の可能性を疑うことが重要である．
- 症候と神経学的所見を入念に調べる．運動障害の程度が機能予後および治療法と密接に関連する．
- 積極的な治療の適応とはならない終末期でなければ，解剖学的情報を得るために画像診断を行う．脊髄圧迫の場合，MRI が最も有効な検査である．画像診断により，脊髄圧迫の有無，部位と程度を評価する．

マネジメントとケア

- 原則としては，脊椎転移による痛みに対しては鎮痛薬の投与と放射線治療の適応があればそれを実施する．脊髄圧迫による神経障害がみられる場合，コルチコステロイドと放射線治療が中心となる．コルチコステロイドの役割は放射線治療や手術の補助的な位置づけである．
- 麻痺のおそれや脊柱の支持性の問題があり，全身状態が良好で生命予後が 3 カ月以上であれば，手術を施行し QOL の向上を目指す．術後に放射線治療の併用を考慮する．
- 早期診断と早期治療の重要性を強調しすぎることはない．痛みだけの時期に治療を行うと鎮痛効果がよく，運動障害を予防することができる．
- 運動障害があっても，歩行可能な時期に治療すれば治療後に歩行可能となる患者は 8 割である．歩行不能となっても，運動機能が残っていれば 4 割は治療前の機能を保持し，3 割は歩行能力を回復する．しかし，完全麻痺となると歩行能力の回復は極めて困難と

なる.

- デキサメタゾンやベタメタゾンは経口投与でも高い生物学的利用率を示すので，必ずしも静脈内投与が必要ではない.
- デキサメタゾンやベタメタゾンの代表的な経口投与法
  ① 診断直後に 16 mg を経口投与する
  ② 翌日から 3 日間に 16 mg を毎朝に経口投与する
  ③ 次いで，放射線照射を終了する日まで 8 mg を毎朝に経口投与する
  ④ 放射線照射終了後 2 週間かけて漸減し終了させる
- 減量中に神経症状が悪化する場合，投与量を前回の有効量まで増量する．その後，2 週間は同量を維持し，再び投与量を漸減する．1/4 の患者では，神経機能の保護のためデキサメタゾンの維持療法が必要である.
- 脊髄圧迫に対して放射線治療と手術は類似の結果が報告されており，QOL の観点から放射線治療が脊髄圧迫の治療の中心である．一部の患者が手術の適応となる.
- 手術の目的は，脊髄圧迫を速やかに解除させ，脊椎支持性を安定化させることである．脊髄圧迫の手術適応は以下のとおり.
  ① 脊椎不安定症
  ② 椎体の後方突出や変形
  ③ 放射線抵抗性腫瘍（肉腫，非小細胞肺がん，大腸がん，腎細胞がん，悪性黒色腫）
  ④ 放射線治療の無効例（症状の進行・増悪・再燃）
  ⑤ 薬物療法に反応しない治療抵抗性疼痛
  ⑥ 診断が確定していない場合（原発不明腫瘍）
  ⑦ 傍脊椎病変
  ⑧ 神経症状の急速な進行
- 脊髄圧迫のある患者のケアでは，障害部位に応じた日常生活動作の支援，褥瘡などの皮膚損傷の予防や精神的支援が重要である.
- 膀胱直腸障害は患者の尊厳にかかわることであり，十分に配慮する．排尿障害の場合，膀胱留置カテーテルや清潔間歇導尿の適応を検討する.

薬物療法

a) デキサメタゾン（デカドロン®）➡ p.175
b) ベタメタゾン（リンデロン®）➡ p.258

15 高カルシウム血症
hypercalcemia

Clinical Points

- 血中カルシウム濃度は 8.5〜10.4 mg/dL の範囲で維持され，細胞機能に重要な役割を果たしている（4 mg/dL＝2 mEq/L＝1 mmol/L）．血中カルシウム濃度が正常上限を超えている場合を高カルシウム血症という．
- 低アルブミン血症がある場合，血中カルシウムが見かけ上低めに出るため，血清アルブミンによる補正が必要である［補正カルシウム値（mg/dL）＝実測カルシウム値（mg/dL）＋4－血清アルブミン値（g/dL）］．
- がん患者の２割に高カルシウム血症が認められる．特に頭頸部がん，食道がん，肺がん（非小細胞性肺がん），乳がん，腎がん，多発性骨髄腫，卵巣がん，悪性リンパ腫や成人Ｔ細胞性白血病に高カルシウム血症が多くみられる．
- 高カルシウム血症は，進行期や終末期がんに高頻度にみられ，生命予後は不良であることが多い．
- 腫瘍随伴体液性高カルシウム血症は，がん患者の高カルシウム血症の８割を占める．
- 高カルシウム血症の治療としてビスホスホネート製剤が有効である．

▌原因

1) **悪性腫瘍**
   腫瘍随伴体液性高カルシウム血症，局所性骨溶解性高カルシウム血症，異所性副甲状腺ホルモン産生腫瘍
2) **PTH 関連**
   原発性副甲状腺機能亢進症，続発性副甲状腺機能亢進症
3) **ビタミンＤ関連**
   ビタミンＤ中毒症，肉芽腫性疾患（サルコイドーシス，結核，

ヒストプラズマ症，コクシジオイデス症），悪性リンパ腫

4) 薬剤
ビタミン D，ビタミン A，サイアザイド系利尿薬，リチウム，エストロゲン，抗エストロゲン薬，ミルク・アルカリ症候群

5) 内分泌疾患
甲状腺機能亢進症，副腎皮質機能低下症，先端巨大症，褐色細胞腫

6) 遺伝性疾患
家族性低カルシウム尿性高カルシウム血症

7) その他
長期臥床，腎不全，横紋筋融解症の回復期

症候

1) 全身性
倦怠感，筋力低下

2) 消化器系
口渇，多飲，悪心・嘔吐，食欲不振，便秘，腹部拡散痛

3) 腎・泌尿器系
多尿，尿濃縮力低下，腎不全

4) 精神神経系
頭痛，集中力・記銘力の低下，無気力，抑うつ，人格変化，易刺激性，傾眠，嗜眠，せん妄，昏睡

5) 循環器系
高血圧，脱水，房室ブロック，QT 短縮，幅広い T 波，PR 延長，徐脈，循環不全

アセスメント

- 患者の症候や病態から高カルシウム血症を疑い，血中カルシウム値を測定し，補正されたカルシウム値によって最終的に診断をする．低アルブミン血症のある患者では，血中カルシウムの測定値が正常範囲内であっても，補正すると高値となることがある．

- 高カルシウム血症と診断された患者では，バイタルサイン，意識状態，口渇，口腔粘膜・皮膚の乾燥，皮膚緊満度，水分出納（飲水量と尿量）などからの脱水症の有無を評価する．

- 高カルシウム血症は，急激に発症することがある．患者の症候に留意し，常に高カルシウム血症を念頭に置き，血中カルシウム値を測

15 高カルシウム血症　83

定する.

- 高カルシウム血症と診断されたら原因を検索する（①悪性腫瘍，②PTH 関連，③ビタミン D 関連，④薬剤，⑤内分泌疾患など）．家族性低カルシウム尿性高カルシウム血症はまれではあるが，高カルシウム血症の原因となるため鑑別を要する.

マネジメントとケア

- 高カルシウム血症を診断したら，全例治療すべきであると考えるのではなく，患者の全身状態，生命予後，患者の価値観などを総合的に判断して治療方針を決める.
- 必ずしも血中カルシウム値を正常化させることが第一義ではない．高カルシウム血症であっても，終末期がん患者で生命予後が短いときは，高カルシウム血症の治療をせず，自然に任せるほうがよい場合もある.
- 高カルシウム血症の治療適応として以下のものがある.
  ① 補正カルシウム値が 11.3 mg/dL を超える
  ② 高カルシウム血症による症状がある
  ③ 初めての高カルシウム血症の発症である，あるいは前回の発症からある程度の期間がある
  ④ （患者自身の目から見て）これまでの QOL が良好である
  ⑤ （前回の治療経過から判断して）持続する治療効果が医学的に期待される
  ⑥ 患者は静脈注射と血液検査を受けることについて同意している
- 高カルシウム血症に寄与するビタミン D，カルシウム，サイアザイド系利尿薬などの薬剤は中止する．また，患者にとって，低カルシウム食は苦痛であり，効果的でも現実的でもないので行わない.
- 高カルシウム血症は，尿排泄の増加により脱水を引き起こす．脱水は腎機能を低下させ，腎からのカルシウム排泄はさらに減少する．この結果，高カルシウム血症は悪化する．この悪循環を断つために生理食塩液か半生理食塩液を 1000〜2000 mL/日投与する（ただし，終末期がん患者では，浮腫，胸水，腹水，心不全に留意する）.
- ビスホスホネート製剤は骨基質であるハイドロキシアパタイトと高い親和性をもち，破骨細胞に選択的に取り込まれる．これにより，破骨細胞の機能の阻害やアポトーシスをきたし，骨吸収を抑制する．その結果，血中カルシウム値を低下させる.
- ゾレドロン酸は，第三世代のビスホスホネート製剤であり，作用は

強力である．高カルシウム血症の効果発現時間は中央値 4 日，作用持続時間は 30〜40 日，カルシウム値の正常化率は 90％である．

- ビスホスホネート製剤の主要な副作用として，発熱，骨痛，頭痛，倦怠感，インフルエンザ様症状，低カルシウム血症，低カリウム血症や低リン酸血症がある．重大な副作用として顎骨壊死や顎骨骨髄炎が，長期使用時に発症することがある．治療前に歯科評価し，必要であれば歯科処置を行う．
- ケアにおいては，高カルシウム血症の身体的・精神的症状を評価しながら，倦怠感，食欲不振，悪心・嘔吐などのケアを行っていく．

薬物療法

a) ゾレドロン酸（ゾメタ®）➡ p.169
b) エルカトニン（エルシトニン®）

16 不安
anxiety

Clinical Points

- 不安とは,対象のないおそれであり,危険にさらされ自己の存在が脅かされたときに起きる情動である.恐怖とは,明瞭な対象へのおそれをいう.多くの場合,不安と恐怖が混在している.
- 不安と恐怖は,自己保存本能からくる危険信号として本来備わっており,有益な反応のことが多い.不安と恐怖が過度になったり,持続したり,反復したりすると,日常生活に支障をきたす.
- 重篤な身体疾患のある患者では,不安と恐怖を抱えていることが多い.不安と恐怖は,気分,思考,行動に影響を及ぼし,正常範囲のものから積極的な支援を要するものまで非常に幅がある.
- 不安にみえる患者においてせん妄を見逃さないようにする(せん妄を常に念頭に置く).
- せん妄の危険性がある場合,ベンゾジアゼピン系抗不安薬よりも抗精神病薬(クエチアピン,オランザピンなど)で対応するほうがよい.
- せん妄の危険性がない場合,ベンゾジアゼピン系抗不安薬(ロラゼパム,アルプラゾラムなど)で対応する.

症候

- 不安は,①精神症状,②身体症状からなる.
- 不安の精神症状は以下のとおりである.「いらいらする」,「何となく落ち着かない」,「リラックスできない」,「何となく恐ろしい」,「じっとしていられない」,「一人でいるのが恐ろしい」,「誰かが一緒でないといられない」,「大衆の中で気を失うのではないか」,心配,緊張感,易疲労性,焦燥,苦悶,興奮,不穏,離人感,睡眠障害(入眠困難,中途覚醒).

IV 症状マネジメントの概説

- 不安の身体症状は以下のとおりである.
  ① 心血管系：動悸，心悸亢進，頻脈，収縮期血圧の上昇，胸部痛，絞扼感，紅潮
  ② 呼吸器系：ため息，あくび，息のつまる感じ，息苦しさ，過換気，呼吸困難，窒息感
  ③ 消化器系：口渇，喉のつまる感じ，嚥下困難，胸やけ，空気嚥下，過食，食欲不振，悪心，腹痛，下痢
  ④ 泌尿器系：頻尿，尿意切迫，排尿困難，性機能障害
  ⑤ 神経系：頭痛，頭重感，めまい感，耳鳴り，動揺感，発汗，冷感，熱感，振戦，瞳孔散大
  ⑥ 筋骨格系：痛み，歯ぎしり，筋肉の緊張

正常範囲内の不安	病的な不安
• 相応しい理由・状況がある • 相手にわかるような言葉での表現が可能である • 相手の身になって追体験できる • 我慢できる • あまり長く続かない • いったん消えれば，そう簡単には再現しない	• しかるべき理由・状況がない • 言葉で表現するのが難しい • 人にわかってもらえない • 我慢しにくい • かなり長く続き，少なくとも簡単には消えない • いったん消えても，また起こるのではないかと思う

▌アセスメント

- つらさの寒暖計（Distress Thermometer）や HADS（Hospital Anxiety and Depression Scale）などがスクリーニングに使用される．あくまで目安であって，患者との対話のきっかけとするのがよい．
- 不安にある背景に理解を深めるようにし，不安による支障を評価する（治療の意思決定，治療拒否，拒薬，仕事，生活，人間関係）．
- 不安のある患者では以下を確認する．
  ① 薬剤
  ② 新たに出現した症状
  ③ 特定の心配事や恐怖
  ④ 患者の病気に関する知識と理解

16 不安　87

⑤ 過去の病気体験

⑥ 患者の性格傾向

⑦ 過去における危機の対処法

⑧ 精神疾患の既往

⑨ 人間関係(「誰を信頼しているか」)

⑩ 不安のパターン(「いつ，どこで」)

⑪ 睡眠状況(不眠症，悪夢)

⑫ 行動様式(パニック，顕示行動)

⑬ 家族の患者に対する見方

- 不安を誘発させる薬剤・物質は以下のものがある.

① コルチコステロイド

② メトクロプラミド

③ 抗精神病薬(アカシジア)

④ オピオイド(退薬症候)

⑤ ベンゾジアゼピン系薬(退薬症候)

⑥ アルコール・ニコチン(退薬症候)

⑦ 気管支拡張薬

⑧ β刺激薬

⑨ カフェイン

- 不安に並存したり，類似したりする病態(せん妄，認知障害，てんかん部分発作，うつ病，レストレスレッグス症候群など)と鑑別する.

マネジメントとケア

- 不安のある患者への精神的支援の出発点は，理解的態度とコミュニケーションである.
- 患者の訴えに真剣に耳を傾けて聴き，感情に焦点をあてながらその表出を促し，理解的態度で接する.
- 適切に情報提供を行い，苦痛の緩和を実現可能な範囲内で保証することが鍵である. 適切な情報提供により，知識の不足や誤解のために生じる問題や不適切な行動を減らすことができる.
- 「心配はありません」という突き放すような言い方をせずに，背後にある気がかりや心配なことを理解しようとする姿勢が重要である.
- 偽りの説明は，患者を遠ざけ，最終的には信頼関係を壊すことになる.

- 薬物療法では，患者の特性，薬剤の効果・副作用・相互作用に配慮する．薬物療法だけで問題が解決するわけではないことを理解する．
- ベンゾジアゼピン系抗不安薬は，有効である場合がある．しかし，せん妄を誘発することがあるので注意する．
- 不安に対してはベンゾジアゼピン系抗不安薬を使用する場合，頓用あるいは定時投与と頓用として処方するのがよい．
- 抗うつ薬である選択的セロトニン再取り込み阻害薬（SSRI）やセロトニン・ノルアドレナリン再取り込み阻害薬（SNRI）が有効なことがある．
- せん妄の危険性がある場合，抗精神病薬（クエチアピン，オランザピンなど）で対応する．
- クロナゼパムは，不安だけでなく，神経障害性疼痛，吃逆，ミオクローヌス，アカシジアにも使用できる．

▌薬物療法

a) アルプラゾラム（コンスタン®，ソラナックス®）
b) ロラゼパム（ワイパックス®）➡ p.292
c) ブロマゼパム（レキソタン®，セニラン®）➡ p.252
d) クロナゼパム（リボトリール®，ランドセン®）

17 抑うつ
depression

Clinical Points

- 英語の"depression"には，①抑うつ気分，②うつ状態，③うつ病の意味がある．日本語の抑うつは状態名であり，うつ病は病名である．
- 緩和ケアにおける問題点は以下のとおりである．①原疾患の病状や身体症状のため診断が困難であること，②うつ病による症状を正常な反応として捉えがちであること，③うつ病と診断しても抗うつ薬による治療に抵抗感があること．
- うつ病の中核症状は，「抑うつ気分」または「興味・喜びの喪失」である．がん患者の1～2割が大うつ病の診断基準を満たし，適応障害を含めれば有病率はさらに高いものになる．
- 重大な身体障害のある入院中のがん患者では，2～3割に臨床的に治療を要する重大なうつ病があると報告されている．
- 悪い知らせ（がんの診断，再発，治療の中止）により，患者は抑うつ状態になることがある．多くの患者では，通常反応であり，数週間後に日常生活に適応できる状態になるが，一部の患者では，適応障害やうつ病へ移行する．
- うつ病は，自殺の危険性，治療意欲の低下，意思決定能力の低下を招くことがある．
- 抑うつにみえる患者において低活動型せん妄を見逃さないようにする（せん妄を常に念頭に置く）．
- 抗うつ薬の効果が出現するのに2～4週間を要するため，終末期患者では不十分になることがある．

症候

- うつ病には，①精神症状，②身体症状，がみられる．
- うつ病の精神症状は以下のとおりである．
  ① 抑うつ気分　　　：「ゆううつである」，「気分が沈む」，「落ち込んでい

る，「気が滅入る」，「気がふさぐ」，「重苦しい」

② 意欲・気力の低下：「やる気がない」，「気力が出ない」，「ファイトがわかない」，「何事も億劫である」

③ 思考・行動の抑制：「頭が働かない」，「判断力が鈍った」，「記憶力が衰えた」

④ その他　　　　　：不安などの不快感，気分の日内変動，無力感，絶望感，無関心，楽しめない，自責感，人に迷惑をかける，無価値感，集中力低下，疾患の状態と不釣り合いな気分，死の願望，自殺念慮，自殺企図

- うつ病の身体症状は以下のとおりである．

① 全身症状　：倦怠感，疲労感，食欲不振，体重減少，身体違和感

② 中枢神経系：頭痛，頭重，めまい，耳鳴り，視力・聴力障害，睡眠障害

③ 呼吸器系　：息切れ，呼吸困難，胸内苦悶，胸部圧迫

④ 循環器系　：心悸亢進，頻脈，動悸

⑤ 消化器系　：食欲不振，悪心・嘔吐，便秘，胸やけ，胃部不快感，腹部膨満

⑥ 自律神経系：頻尿，四肢の冷え，性欲減退，寒さに対する抵抗力の低下，月経不順，唾液・涙の分泌減少

アセスメント

- 2 質問法（「この 1 カ月間，気分が沈んだり，憂うつな気持ちになったりすることがありましたか」「この 1 カ月間，どうしても物事に対して興味がわかない，あるいは心から楽しめない感じがありましたか」）がスクリーニングの参考になる．
- 専門家の早期介入が必要な場合は以下のとおりである．

① うつ病の既往

② 社会的支援が乏しい

③ 希死念慮の理由が理解困難

④ 生命予後が不良

⑤ 疾病による機能障害が大きい

⑥ 精神病症状がある（貧困妄想，被害妄想）

17 抑うつ　91

うつ病の診断基準（米国精神医学会 DSM-5）（一部）

以下の症状のうち5つ（またはそれ以上）が同じ2週間の間に存在し，病前の機能からの変化を起こしている．これらの症状のうち少なくとも1つは(1)抑うつ気分，または(2)興味または喜びの喪失である．
注：明らかに他の医学的疾患に起因する症状は含まない．
① その人自身の言葉か，他者の観察によって示される，ほとんど1日中，ほとんど毎日の抑うつ気分
② ほとんど1日中，ほとんど毎日の，すべて，またはほとんどすべての活動における興味または喜びの著しい減退
③ 食事療法をしていないのに，有意の体重減少，または体重増加，またはほとんど毎日の食欲の減退または増加
④ ほとんど毎日の不眠または過眠
⑤ ほとんど毎日の精神運動焦燥または制止
⑥ ほとんど毎日の疲労感，または気力の減退
⑦ ほとんど毎日の無価値感，または過剰であるか不適切な罪責感
⑧ 思考力や集中力の減退，または決断困難がほとんど毎日認められる
⑨ 死についての反復思考，特別な計画はないが反復的な自殺念慮，または自殺企図，または自殺するためのはっきりとした計画

■ マネジメントとケア

- 緩和ケアでは，うつ病と診断されるか否かが問題ではなく，苦痛・苦悩のある人間として理解し，しっかりと向き合い支援することが重要である．
- 患者の話を傾聴し，安易な励ましを避け，理解的態度で接する．
- 家族や周囲の人々の協力を得ながら，患者に孤独を感じさせないように温かく支援する．
- 患者の生きがいや死生観の理解に努めながら，十分なコミュニケーションを図り，信頼関係を築いていく．
- 苦痛の緩和を保証し，患者の現実的負担の軽減を図る．
- 内因性うつ病患者では，以下のように配慮する．緩和ケアにおける身体因性うつ病や終末期がん患者では，必ずしもすべてが当てはまるわけではないが，参考になる．
① まず休養を勧める
② 希死念慮の有無を確認し，自殺しないことを本人に誓約させる
③ 励まさない
④ 抑うつとなった原因を考えないようにし，当面の仕事や問題を棚上げに

92 Ⅳ 症状マネジメントの概説

　　して，受け身でいるように助言する
⑤ 家族（特に配偶者）に対して以上のことを説明し理解してもらう

- 選択的セロトニン再取り込み阻害薬（SSRI）は，セロトニン再取り込みの阻害が主たる作用である．ノルアドレナリンやドパミン再取り込み阻害作用や種々の神経伝達物質の受容体に対する親和性は少ない．SSRI は投与初期に悪心がみられる場合，モサプリド（ガスモチン®）を併用する．
- セロトニン・ノルアドレナリン再取り込み阻害薬（SNRI）は，SSRIに比較してより広い治療スペクトラムをもつ．
- ノルアドレナリン作動性・特異的セロトニン作動性抗うつ薬（NaSSA）の効果発現は，1〜2 週間と比較的早い．眠気が出現することがあるため，就寝前に少量から開始する．

▌薬物療法

a) エスシタロプラム（レクサプロ®）➡ p.120
b) セルトラリン（ジェイゾロフト®）➡ p.164
c) デュロキセチン（サインバルタ®）➡ p.182
d) ベンラファキシン（イフェクサー® SR）➡ p.262
e) ミルタザピン（リフレックス®，レメロン®）➡ p.268
f) ノルトリプチリン（ノリトレン®）➡ p.196
g) アミトリプチリン（トリプタノール®）➡ p.114
h) クロミプラミン（アナフラニール®）

93

18 せん妄
delirium

Clinical Points

- せん妄は，注意障害，意識障害，認知機能障害，急性発症，日内変動などを特徴とする症候群である．
- せん妄は，①過活動型，②低活動型，③混合型に分類される．特に低活動型せん妄はしばしばうつ状態と混同されたり，見逃されたりすることがあるので注意が必要である．
- せん妄は認知症とは独立した症候群であるが，両者はしばしば合併し，その鑑別は困難なことがある．
- 回復可能なせん妄(薬剤性，高カルシウム血症，感染症)と回復困難なせん妄(多発性脳転移，肺転移による低酸素血症，肝転移による肝不全)を鑑別することが重要である．
- 生命予後が数週と予測されるがん患者では，8～9割にせん妄がみられる．
- 死亡前24～48時間に生じる終末期せん妄は，改善の見込みが乏しい．
- せん妄を予防し，見逃さず，早期に対応することが重要である．
- せん妄は，身体疾患の予後不良に関連し，患者・家族の苦痛を増し，治療や意思決定に悪影響を及ぼす．

原因

1) 直接因子

a) 薬剤・物質

オピオイド，ベンゾジアゼピン系薬，睡眠薬，抗コリン薬，コルチコステロイド，アルコール，覚せい剤，依存性薬剤・物質からの離脱

b) 中枢神経疾患

脳腫瘍，脳血管障害，頭部外傷，感染症

c) 全身性疾患

感染症，敗血症，血糖異常，脱水，電解質異常（特に高カルシウム血症），腎不全，肝不全，ビタミン欠乏などの代謝性疾患，内分泌疾患，心筋梗塞，心不全，呼吸不全，DIC，重度の外傷・熱傷

2）誘発因子

a) 身体的要因

痛み，便秘，尿閉，脱水，ドレーンなどの留置，身体拘束，視力・聴力低下

b) 精神的要因

不安，恐怖，ストレス

c) 環境変化

入院，照明，騒音

d) 睡眠障害

3）準備因子

高齢，認知症，脳血管疾患，神経変性疾患，アルコール多飲歴，せん妄の既往，重篤な身体疾患

▍症候

- せん妄の症候は，以下のとおりである．

① 注意障害	：注意の選択・維持・制御・転換の障害
② 意識障害	：清明度の低下，環境認識の低下
③ 認知機能障害	：見当識障害，記憶障害，発語・書字の障害，幻覚，妄想
④ 急性発症	：数時間～数日
⑤ 日内変動	：重症度が変動

- せん妄は，①過活動型（興奮，幻覚，妄想），②低活動型（無表情，無気力，傾眠），③混合型（前2者の混合）に分類される．
- 前駆症状として落ち着きのなさ，不安，怒り，被刺激性，睡眠覚醒リズムの障害（昼夜逆転）がみられることがある．

▍アセスメント

- 臨床症状と診断基準に基づいて診断する．
- MMSE（Mini-Mental State Examination）や CAM（Confusion Assessment Method）が，スクリーニングに使用される．
- MDAS（Memorial Delirium Assessment Scale）や DRS-R-98（Delirium Rating Scale Revised-98）が，重症度評価に使用される．

マネジメントとケア

- せん妄患者の苦痛の研究によると，半数以上の患者がせん妄の経験を思い出すことが可能であると報告されている.
- 患者の人格を尊重し，たとえ困難に思えても患者を中心としたコミュニケーションを心がける.
- 家族に病状と状況をわかりやすい言葉で十分に説明し，対応の仕方を一緒に検討する.
- 「直接因子」，次いで「誘発因子」の有無を検索し，その除去と治療を試みる.
- 薬剤性せん妄（特にオピオイド，ベンゾジアゼピン系薬，抗コリン薬）は頻度が高く，処方の見直しが重要である. 発症前に新たな薬剤を開始したり，薬剤を増量したりしていないかを確認する.
- 薬剤性せん妄が疑われる場合，原則としてその薬剤を中止する. 中止が困難な場合は，他の薬剤に変更する. 薬剤の中止により，数日から 1 週間以内に改善する.
- 環境整備として以下を行う.

① 夜間の睡眠を促す（夜間の投薬・処置を避ける）
② 日中の覚醒を促す
③ 眼鏡・補聴器の使用
④ 照明を調整する
⑤ 不快な音を減らす
⑥ 見当識を強化する（時計，カレンダー，声かけ）
⑦ 親しみやすい環境（家族の面会・付き添い）

- せん妄における薬物療法は対症療法である. 薬物療法は内服可能であれば非定型抗精神病薬を，内服困難であればハロペリドールの注射剤を第一選択薬として使用する.
- 薬物療法では，少量から開始し漸増することが望ましい. 効果が出てからは漸減・中止を目指す.
- アリピプラゾールは，鎮静作用がほとんどなく，低活動型せん妄に効果がみられることがある.
- 終末期せん妄の改善は困難であり，苦痛緩和のための鎮静が必要となることがある.

薬物療法

a）ハロペリドール（セレネース®）➡ p.202
b）リスペリドン（リスパダール®）➡ p.284
c）クエチアピン（セロクエル®）➡ p.140
d）オランザピン（ジプレキサ®）➡ p.134
e）アナセピン（シクレスト®）
f）アリピプラゾール（エビリファイ®）➡ p.117

19 不眠症

insomnia

Clinical Points

- 不眠症とは，睡眠の量または質の不満に関する訴えであり，入眠困難，中途覚醒，早朝覚醒などを伴う.
- 不眠症は，疲労感，倦怠感，注意力・集中力の低下，眠気，意欲・気力の減退など日常生活に支障がみられる.
- 不眠の原因を検索し，その改善に努め，生活指導を行う.
- 入眠困難では超短時間作用型や短時間作用型，中途覚醒・早朝覚醒では中時間作用型や長時間作用型の睡眠薬を使用することが基本である.
- 睡眠薬（特に超短時間作用型や短時間作用型）は，せん妄を誘発することがある.
- せん妄の危険性がある患者の場合，鎮静作用のある抗うつ薬や抗精神病薬を使用する.

原因

1) **身体的要因**
   痛み，痒み，悪心・嘔吐，呼吸困難，咳嗽，頻尿，下痢，発熱，発汗
2) **環境的要因**
   騒音，照明，気温，環境変化
3) **薬理的要因**
   コルチコステロイド，抗悪性腫瘍薬，利尿薬，カフェイン，アルコール
4) **心理的要因**
   不安，恐怖，ストレス
5) **精神疾患**
   不安性障害，うつ病，せん妄

症候

- 不眠症として以下のものがある.
  ① 入眠困難：入眠できず寝つくのに 30 分〜1 時間以上がかかるもの
  ② 中途覚醒：寝ている途中で 2 回以上目が覚めるもの
  ③ 早朝覚醒：通常の起床時間よりも早く目が覚め，それ以降眠れないもの
  ④ 熟眠困難：朝起きたときにぐっすり眠った感じの得られないもの

アセスメント

- 不眠症のパターン，経過，原因，精神疾患の既往，睡眠薬の使用の有無などを評価する.
- うつ病，せん妄，認知症，アカシジア，レストレスレッグス症候群，睡眠時無呼吸症候群と鑑別する.
- 薬物療法を開始する前にせん妄の危険性，転倒の危険性，呼吸状態，全身状態，併用薬などを評価する.

マネジメントとケア

- 夜間に十分な睡眠が得られ，日中に眠気がないようにすることが基本である.
- 不眠症の原因を知り，その除去や緩和をはかる.
- 不眠症の患者の生活指導としては以下のものがある.
  ① 朝に太陽光を浴びる（セロトニンが分泌される）
  ② 日中に定期的に運動をする
  ③ 昼寝は 20 分以内とする
  ④ カフェインは就寝 8 時間以上前に控える（カフェインの半減期は 5〜8 時間）
  ⑤ 入浴を就寝 2 時間前にする（就寝前に深部体温を下げる）
  ⑥ 電子機器は就寝 90 分前に控える（ブルーライトは睡眠リズムに影響を与える）
  ⑦ 寝酒は避ける（アルコールはレム睡眠を阻害する）
  ⑧ 寝室は遮光する
- 薬剤性不眠の場合，原因薬剤を減量・中止したり，他の薬剤に変更したりする.
- 環境整備や生活指導などによっても不眠症が改善されない場合，患者と相談しながら睡眠薬を考慮する.

19 不眠症 **99**

- 睡眠薬は，年齢，全身状態，睡眠パターン，せん妄の危険性，睡眠薬の作用時間・副作用を評価しながら選択する．
- せん妄の危険性がある場合，トラゾドン，ミアンセリン，クエチアピン，リスペリドン，オランザピンなどを選択する．
- せん妄の危険性がない場合，入眠困難ではゾルピデムやエスゾピクロン，中途覚醒・早朝覚醒ではブロチゾラムやリルマザホンを選択する．これらが不十分な場合や中途覚醒・早朝覚醒の場合，フルニトラゼパムを選択する．
- メラトニン受容体作動薬は，催眠作用が弱いが，入眠潜時（入眠までの時間）の短縮，総睡眠時間の延長など睡眠位相のずれに効果が期待される．筋弛緩作用，奇異反応，認知機能への影響がないため安全性は高い．ただし，効果判定には 1〜2 週間が必要である．

薬物療法

a) ゾルピデム（マイスリー®）➡ p.167
b) エスゾピクロン（ルネスタ®）➡ p.123
c) ブロチゾラム（レンドルミン®）
d) リルマザホン（リスミー®）
e) フルニトラゼパム（サイレース®）➡ p.234
f) ラメルテオン（ロゼレム®）
g) トラゾドン（デジレル®，レスリン®）
h) ミアンセリン（テトラミド®）
i) クエチアピン（セロクエル®）➡ p.140
j) オランザピン（ジプレキサ®）➡ p.134

20 苦痛緩和のための鎮静

sedation for relief of suffering

Clinical Points

- 苦痛緩和のための鎮静とは，苦痛緩和を目的として患者の意識を低下させる鎮静薬を投与することである．
- 苦痛緩和のための鎮静では，①苦痛の治療抵抗性（refractory suffering），②患者の苦痛緩和の意思，③予測される生命予後からみた相応性が，倫理原則の中核と考えられる．
- 苦痛緩和のための鎮静では，①意図は苦痛の緩和，②方法は苦痛が緩和されるだけの鎮静薬の投与，③望ましい結果は苦痛の緩和，④望ましくない結果は患者の死亡，である．
- 安楽死（わが国では非合法）では，①意図は患者の死亡，②方法は致死性の薬剤の投与，③望ましい結果は患者の死亡，④望ましくない結果は患者の生存，である．苦痛緩和のための鎮静と安楽死は異なる医療行為である．
- 苦痛緩和のための鎮静では，生命予後の予測が重要である．PaP Score（Palliative Prognosis Score），PPI（Palliative Prognostic Index），PiPS Models（Prognosis in Palliative care Study predictor models）などの予後予測指標を参考にする〔聖隷三方原病院の症状緩和ガイドの付録の「予後の予測」（http://www.seirei.or.jp/mikatahara/doc_kanwa/contents7/71.html）を参照されたい〕．
- 苦痛緩和のための鎮静に関しては意見が分かれることが多いので，主治医1人で決めるのではなく，医療チームで十分に話し合って総合的に判断することが重要である．

苦痛緩和のための鎮静の考え方

- 日本緩和医療学会（編）『がん患者の治療抵抗性の苦痛と鎮静に関する基本的な考え方の手引き2018年版』に準じ，苦痛緩和のための鎮静の考え方を以下に述べる．

20 苦痛緩和のための鎮静 101

- 治療抵抗性の苦痛であるか否かを再評価する．痛み，呼吸困難，せん妄などの苦痛緩和や，精神的ケアおよびスピリチュルケアが十分に提供されているかを再度見直す．

- 苦痛が強くて一時的な苦痛緩和が必要と考えられる場合，間欠的鎮静（intermittent sedation）を検討する．間欠的鎮静とは，鎮静薬によって，一定期間（通常は数時間）患者の意識低下をもたらした後に鎮静薬を中止して，患者の意識を低下させない時間を確保しようとすることである．

- 治療抵抗性の苦痛の場合，患者の意思と相応性を検討する．相応性とは，患者の苦痛緩和を目指す選択肢のなかで，鎮静が相対的に最善であると判断されることである．

- 患者の意思と相応性に基づいて妥当であると考えられる場合，持続的に鎮静薬を投与する．この場合，原則として調整型鎮静（proportional sedation：鎮静薬を少量から調整して投与すること）を優先する．持続的深い鎮静（continuous deep sedation：深い鎮静状態とするように鎮静薬を調整して投与すること）は状況に応じて限定的に実施する．

- 持続的深い鎮静を最初から選択しうる状況は，以下のとおりである．

① 苦痛が著しく強い
② 治療抵抗性が確実である
③ 予想される生命予後が切迫している（日から時間の単位）
④ 本鎮静でなければ苦痛緩和が見込まれない
⑤ 副作用の危険性が許容されうる
⑥ 患者の希望に沿っている

持続的な鎮静薬の投与を行う要件

A．相応性
　苦痛緩和を目指すいろいろな選択肢のなかで，鎮静が相対的に最善と判断される．すなわち　苦痛の強さ，治療抵抗性の確実さ，予測される患者の生命予後，効果と安全性の見込みから考えて，持続的な鎮静薬の投与は妥当な方法である．

B．医療者の意図
1）医療チームが鎮静を行う意図が苦痛緩和であることを理解している．
2）鎮静を行う意図（苦痛緩和）からみて適切な薬剤，投与量，投与方法が選

択されている.

C. 患者・家族の意思

1)患者

① 意思決定能力がある場合

　必要な情報を提供されたうえでの苦痛緩和に必要な鎮静を希望する明確
　な意思表示がある.

② 意思決定能力がないとみなされた場合

　患者の価値観や以前の意思表示に照らして，患者が苦痛緩和に必要な鎮
　静を希望することが推測できる.

2)家族

　家族がいる場合には家族の同意があることが望ましい.

D. チームによる判断

1)医療チームの合意がある. 多職種が同席するカンファレンスを行うこと
　が望ましい.

2)意思決定能力，苦痛の治療抵抗性，および予測される患者の生命予後に
　ついて判断が困難な場合には，適切な専門家〔緩和医療医，精神科医，
　心療内科医，麻酔科医（ペインクリニック医），腫瘍医，専門看護師な
　ど〕にコンサルテーションすることが望ましい.

マネジメントとケア

- 鎮静開始前に「話したい人」，「会いたい人」，「伝えたいこと」など
  を患者と家族に確認する.
- 鎮静薬の種類，投与経路(持続静注，持続皮下注入，経直腸投与)，
  投与方法(間欠的，持続的，投与量)を適切に選択し鎮静を開始す
  る.
- 鎮静開始後に患者の苦痛，意識レベル，バイタルサイン，鎮静によ
  る有害事象などを継続的に評価する.
- 鎮静中に患者の人格を尊重しながら，声かけ，口腔ケア，排泄ケ
  ア，清拭，環境整備などを行う.
- 鎮静中に家族の気持ちを傾聴しながら，身体的・精神的負担が軽減
  されるように配慮する.

薬物療法

a) ミダゾラム(ドルミカム®) ➡ p.265
b) ブロマゼパム(セニラン® 坐剤) ➡ p.252

20 苦痛緩和のための鎮静 　103

c）ジアゼパム（ダイアップ® 坐剤）➡ p.152
d）フェノバルビタール（ワコビタール® 坐剤，注射剤）

V

エッセンシャルドラッグ

アセトアミノフェン

acetaminophen

■カロナール®，アセリオ®

📋 Clinical Points

- 用量依存的に鎮痛効果がみられる（最大 4000 mg/日まで）.
- 安全性と経済性で優れている.
- 消化性潰瘍，腎障害，出血傾向の危険性のある患者に使用できる.
- 本剤はトラムセット®や一般用医薬品にも含まれているので，総投与量に注意する.
- 注射剤は投与量にかかわらず 15 分間かけて点滴静注する（これより緩徐に投与すると効果が減弱する）.
- 過量摂取時は，解毒薬としてアセチルシステイン内服液 17.6%を初回 140 mg/kg，以降 70 mg/kg ずつ 4 時間ごとに 17 回，計 18 回の経口投与または胃管投与する.

💊 Drug Profile

- アニリン誘導体でフェナセチン代謝物である非オピオイド鎮痛薬である（非ステロイド性抗炎症薬には分類されない）.
- 英国では paracetamol と表記される.
- 中枢性の解熱作用と鎮痛作用があるが，末梢性の抗炎症作用はない.
- アルコール依存では，①アルコールによる直接的なグルタチオン合成阻害作用，②CYP2E1 誘導作用による活性中間代謝物（N-アセチル-p-ベンゾキノンイミン）の産生のための肝機能異常が起こる.

■ 分類

- 非オピオイド鎮痛薬

アセトアミノフェン　107

剤形・規格単位

- アセトアミノフェン：末剤，細粒（200 mg/1 g），錠剤（200 mg），ドライシロップ（200 mg/1 g）　坐剤（100 mg，200 mg）
- カロナール®：細粒（200 mg/1 g，500 mg/1 g），錠剤（200 mg，300 mg，500 mg），シロップ（20 mg/1 mL），坐剤（100 mg，200 mg，400 mg）
- アセリオ®：静注用（1000 mg/100 mL/バッグ）

適応

がん疼痛，頭痛，耳痛，症候性神経痛，腰痛症，筋肉痛，打撲痛，捻挫痛，月経痛，分娩後痛，歯痛，歯科治療後の痛み，急性上気道炎の解熱・鎮痛，小児科領域における解熱・鎮痛

警告

- 本剤により重篤な肝障害が出現するおそれがあることに注意し，1日総量 1500 mg を超す高用量で長期投与する場合には，定期的に肝機能等を確認するなど慎重に投与すること．
- 本剤とアセトアミノフェンを含む他の薬剤（一般用医薬品を含む）との併用により，アセトアミノフェンの過量投与による重篤な肝障害が出現するおそれがあることから，これらの薬剤との併用を避けること．

禁忌

- 消化性潰瘍［症状の悪化］
- 重篤な血液の異常［重篤な転帰］
- 重篤な肝障害［重篤な転帰］
- 重篤な腎障害［重篤な転帰］
- 重篤な心機能不全［心不全の悪化］
- アスピリン喘息またはその既往歴［発症にプロスタグランジン合成阻害作用が関与］

用法・用量

1 経口剤

1) がん疼痛

- 1 回 500〜1000 mg，1 日 3〜4 回（最大投与量 4000 mg/日）

2) がん疼痛以外

- 1 回 300〜500 mg，1 日 2〜3 回または頓用（最大投与量 1500 mg/日）

2 注射剤

- 1 回 300〜1000 mg を 15 分かけて静脈内投与し，投与間隔は 4〜6 時間以上とする（最大投与量 4000 mg/日）．

主な副作用

悪心・嘔吐，食欲不振，肝機能異常

相互作用

- クマリン系抗凝血薬（ワルファリン）の出血傾向の増強
- CYP2E1，2D6，3A4 誘導により，本剤から肝毒性をもつ N-アセチル-p-ベンゾキノンイミンへの代謝促進

薬物動態

- 生物学的利用率：90%
- 効果発現時間 ：15〜30 分
- Tmax ：30〜60 分
- 半減期 ：2〜4 時間
- 作用時間 ：4〜6 時間
- 代謝 ：肝臓において主にグルクロン酸抱合体と硫酸抱合体に代謝
- 排泄 ：主に尿中
- 蛋白結合率 ：25〜30%

アセナピン

asenapine

■シクレスト®

Clinical Points

- せん妄の薬物療法(対症療法)として使用される.
- 口腔粘膜から速やかに吸収される速崩性の舌下錠であり,投与後10分間は飲食を避ける.
- 舌への刺激や苦味がある.
- 統合失調症における陽性症状(妄想,幻覚),陰性症状(情動的引きこもり,情動の平板化),不安,抑うつに対して効果がみられる.

Drug Profile

- 多元受容体作用抗精神病薬(multi-acting receptor targeted anti-psychotics:MARTA)である.
- セロトニン受容体($5-HT_{1A}$, $5-HT_{2A}$, $5-HT_{1B}$, $5-HT_{2B}$, $5-HT_{2C}$, $5-HT_6$, $5-HT_7$),ドパミン受容体(D_1, D_2, D_3),アドレナリン受容体(α_{1A}, α_{2A}, α_{2B}, α_{2C}),ヒスタミン受容体(H_1, H_2)に拮抗作用を有する.
- ムスカリン受容体およびβ受容体への親和性は低い.
- 経口投与時に肝臓・消化管吸収での初回通過効果が大きく,生物学的利用率が低い.
- 体重増加,代謝性パラメータ,血中プロラクチンに対する影響が少ない.

分類

- 非定型抗精神病薬

剤形・規格単位

- シクレスト®:舌下錠(5 mg, 10 mg)

適応

せん妄*，統合失調症

禁忌

- 昏睡状態の患者［昏睡状態の悪化のおそれ］
- バルビツール系薬などの中枢神経抑制薬の強い影響下にある患者
  ［中枢神経抑制作用の増強］
- アドレナリンを投与中の患者（アドレナリンをアナフィラキシーの
  救急治療に使用する場合を除く）［本剤の α 受容体遮断作用により
  β 受容体刺激作用が優位となり，血圧降下作用が増強］
- 重度の肝機能障害（Child-Pugh 分類 C）のある患者［血中濃度の上
  昇の危険性］

用法・用量

1 せん妄*

- 1 回 5～10 mg，1 日 1～2 回舌下投与

2 統合失調症

- 1 回 5 mg，1 日 2 回舌下投与
- 最大投与量：1 回 10 mg，1 日 2 回舌下投与

主な副作用

眠気，口の感覚鈍麻，振戦，アカシジア，錐体外路障害，体重増
加，浮動性めまい

相互作用

- CYP2D6 阻害作用のある併用薬剤により併用薬剤の血中濃度の上昇
- 中枢神経抑制薬の併用により相加的に中枢神経抑制作用の増強
- 降圧薬の併用により血圧低下
- ドパミン作動作用のある併用薬剤によりドパミン作動性神経の作用
  拮抗

---

*保険適用はないが，緩和ケア領域で薬剤が使用される症状，用法・用量

アセナピン　111

薬物動態

- 効果発現時間　：数時間〜数日（せん妄）
- 作用時間　　　：12〜48 時間（状況により異なる）
- Tmax　　　　：0.5〜2 時間
- 半減期　　　　：17〜40 時間
- 代謝　　　　　：主に UGT1A4 を介したグルクロン酸抱合および
　　　　　　　　　CYP1A2 を介した酸化代謝
　　　　　　　　　一部は CPY2D6 と CYP3A4 で代謝
- 排泄　　　　　：尿中に 50%，糞便中に 40%

アゾセミド
azosemide
■ダイアート®

Clinical Points

- 効果発現は緩やかであり，作用時間は長い（フロセミドの2倍）．
- 1日1回の内服でよい．
- 降圧作用は利尿薬の中では弱い．
- 腹水や浮腫の治療において有効である．
- 重篤な副作用はほとんどない．
- 長期にわたって投与する際は，定期的に血液検査を行う．

Drug Profile

- 長時間作用型のループ利尿薬である．
- ヘンレ係蹄上行脚髄質部に作用してナトリウムとクロールの再吸収を抑制する．

分類

- 利尿薬

剤形・規格単位

- ダイアート®：錠剤（30 mg，60 mg）

適応

心性浮腫（うっ血性心不全），腎性浮腫，肝性浮腫，悪性腹水 *

禁忌

- 無尿［本剤の効果が期待できない］

*保険適用はないが，緩和ケア領域で薬剤が使用される症状，用法・用量

アゾセミド　113

- 肝性昏睡［低カリウム血症によるアルカローシスの増悪により肝性昏睡の悪化］
- 体液中のナトリウム・カリウムの明らかな減少［電解質異常］
- スルホンアミド系抗菌薬に対する過敏症

用法・用量

- 1回30 mg，1日1回朝から開始
- 効果をみながら1回60 mg，1日1回朝に増量
- 血管内脱水がみられれば減量あるいは中止
- 投与量は30～120 mg/日

主な副作用

高尿酸血症，低カリウム血症，BUN上昇，クレアチニン上昇

相互作用

- カリウムやナトリウムの低下を起こす薬剤との併用により，低ナトリウム血症や低カリウム血症の出現に注意

薬物動態

- 効果発現時間　：1時間
- 作用時間　　　：9～12時間
- Tmax　　　　：3～4時間
- 半減期　　　　：2～3時間
- 排泄　　　　　：尿中に4%，糞便中に71%

アミトリプチリン

amitriptyline

■トリプタノール®

Clinical Points

- 末梢性神経障害性疼痛に保険適用がある.
- 不安, 焦燥, 不眠を主としたうつ病の患者に有効である.
- 抗うつ効果の出現には 2〜3 週間要するが, 鎮痛効果は投与後 1 週以内にみられる.
- 副作用として抗コリン作用による口渇・便秘, 排尿障害が出現しやすい(副作用のため投与量が制限される).

Drug Profile

- 本剤は第一世代の三環系抗うつ薬である(鎮静作用や抗コリン作用が強い).
- 神経終末でのセロトニン再取り込み阻害作用とノルアドレナリン再取り込み阻害作用により下行性疼痛抑制系を賦活して, 神経障害性疼痛(特に灼熱痛や異常感覚痛を伴うもの)に有効である.
- CYP1A2 を介した脱メチル化により活性代謝物のノルトリプチリンに代謝される.
- CYP2D6 の機能低下状態(poor metabolizer, 阻害作用のある薬剤の投与中)の場合は少量から開始する.

分類

- 抗うつ薬

剤形・規格単位

- トリプタノール®:錠剤(10 mg, 25 mg)

適応

末梢性神経障害性疼痛，帯状疱疹後神経痛*，慢性疼痛*，膀胱痙攣*，うつ病，うつ状態，夜尿症

禁忌

- 急性狭隅角緑内障［眼内圧亢］
- 三環系抗うつ薬に対する過敏症
- 心筋梗塞の回復初期［循環器系への悪影響］
- 尿閉（前立腺疾患など）［尿閉の悪化］
- モノアミン酸化酵素阻害薬〔セレギリン（エフピー®），ラサギリン（アジレクト®）〕の投与中あるいは投与中止後2週間以内［発汗，不穏，全身痙攣，異常高熱，昏睡など］

用法・用量

1 末梢性神経障害性疼痛
- 1回10mg，1日1回から開始
- 適宜増減

2 うつ病，うつ状態
- 1回10〜25mg，1日1〜3回から開始
- 150mg/日まで適宜増減
- うつ病の場合は300mg/日まで漸増可能

3 夜尿症
- 1回10mg，1日1回就寝前（または夕食後）に少量から開始
- 適宜増減

主な副作用

口渇，眠気，ふらつき，倦怠感，便秘，起立性低血圧，排尿困難，振戦，せん妄

相互作用

- 抗コリン作用薬の併用により相加的に抗コリン作用を増強
- CYP2D6阻害作用のある併用薬剤により本剤の血中濃度の上昇

*保険適用はないが，緩和ケア領域で薬剤が使用される症状，用法・用量

116　Ⅴ　エッセンシャルドラッグ

- CYP3A4 阻害作用のある併用薬剤により本剤の血中濃度の上昇
- CYP3A4 誘導作用のある併用薬剤により本剤の血中濃度の低下
- アドレナリン作動薬によるアドレナリン作用の増強

薬物動態

- Tmax　　　　：4 時間
- 半減期　　　　：10〜30 時間
- 代謝　　　　　：主に肝臓において抱合と CYP2D6 による.
　　　　　　　　　CYP3A4，CYP2C19 および CYP1A2 によっ
　　　　　　　　　ても代謝される.
- 排泄　　　　　：主に尿中
- 蛋白結合率　　：95%

アリピプラゾール

aripiprazole

■エビリファイ®

Clinical Points

- 低活動型せん妄に効果がみられることがある.
- 鎮静効果が弱い.
- 統合失調症における陽性症状(妄想,幻覚)と陰性症状(情動的引きこもり,情動の平板化),統合失調症・双極性障害における躁症状,うつ病における抑うつ症状を改善する.
- 副作用としての錐体外路症状や高血糖が少ない.

Drug Profile

- ドパミン受容体部分作動薬(dopamine partial agonist:DPA)である.
- ドパミン D_2 受容体部分アゴニスト作用,ドパミン D_3 受容体部分アゴニスト作用,セロトニン $5-HT_{1A}$ 受容体部分アゴニスト作用,セロトニン $5-HT_{2A}$ 受容体アンタゴニスト作用がある.
- ドパミン作動性神経伝達が亢進している場合にはドパミン D_2 受容体のアンタゴニストとして作用し,ドパミン作動性神経伝達が低下している場合にはドパミン D_2 受容体のアゴニストとして作用する.
- ドパミン神経経路を遮断しすぎないので,錐体外路症状やプロラクチン値上昇はほとんどみられない.

分類

- 非定型抗精神病薬

剤形・規格単位

- エビリファイ®:錠剤(1 mg,3 mg,6 mg,12 mg)

散剤（10 mg/1 g）
内服液 1 mg/1 mL（1 mg/包，3 mg/包，6 mg/包，12 mg/包）
OD 錠（3 mg，6 mg，12 mg，24 mg）

適応

せん妄*，統合失調症，双極性障害における躁症状の改善，うつ病・うつ状態（既存治療で十分な効果が認められない場合に限る），小児期の自閉スペクトラム症に伴う易刺激性

警告

- 糖尿病性ケトアシドーシス，糖尿病性昏睡などの死亡に至ることもある重大な副作用が発現するおそれがあるので，本剤投与中は高血糖の徴候・症状に注意すること．特に糖尿病またはその既往歴もしくはその危険因子を有する患者には，治療上の有益性が危険性を上回ると判断される場合のみ投与することとし，投与にあたっては，血糖値の測定などの観察を十分に行うこと．
- 投与にあたっては，あらかじめ副作用が発現する場合があることを，患者・家族に十分に説明し，口渇，多飲，多尿，頻尿，多食，脱力感などの異常に注意し，このような症状が現れた場合には，直ちに医師の診察を受けるよう指導すること．

禁忌

- 昏睡状態［昏睡状態の悪化］
- バルビツール系薬などの中枢神経抑制薬の強い影響下にある患者［中枢神経抑制作用の増強］
- アドレナリンを投与中の患者（アドレナリンをアナフィラキシーの救急治療に使用する場合を除く）［本剤の α 受容体遮断作用により β 受容体刺激作用が優位となり，血圧降下作用が増強］

用法・用量

1 せん妄*

- 1 回 1〜2 mg，1 日 1 回から開始
- 適宜増減

*保険適用はないが，緩和ケア領域で薬剤が使用される症状，用法・用量

2 統合失調症

- 1 日 6〜12 mg から開始
- 維持量：1 日 6〜24 mg，1 日 1 回または 1 日 2 回
- 最大投与量：1 日 30 mg

3 うつ病

- 1 回 3 mg，1 日 1 回から開始
- 最大投与量：1 日 15 mg

主な副作用

眠気，不眠，振戦，アカシジア，食欲不振，体重増加

相互作用

- CYP3A4 誘導作用のある併用薬剤により本剤の血中濃度の低下
- CYP2D6 阻害作用のある併用薬剤により本剤の血中濃度の上昇
- 中枢神経抑制薬の併用により相加的に中枢神経抑制作用の増強
- 降圧薬の併用により血圧低下
- ドパミン作動作用のある併用薬剤によりドパミン作動性神経における作用拮抗

薬物動態

- 効果発現時間　：数時間〜数日（せん妄）
- 作用時間　　　：12〜48 時間（状況により異なる）
- Tmax　　　　：3〜4 時間
- 半減期　　　　：40〜60 時間
- 代謝　　　　　：主に CYP3A4 と CYP2D6 で代謝
- 排泄　　　　　：尿中に 27%，糞便中に 60%

エスシタロプラム

escitalopram

■レクサプロ®

Clinical Points

- うつ病の患者に頻用されている.
- 投与量の設定が簡便である（10 mg/日から開始し，効果不十分であれば最大投与量である 20 mg/日に増量）.
- 抗不安作用があり，海外では，全般性不安障害，パニック障害，強迫性障害，心的外傷後ストレス障害，月経前不快気分障害に使用されている.
- 抗うつ効果の発現に 2 週間を要する.
- セロトニン症候群（不安，焦燥，興奮，錯乱，発汗，下痢，発熱，高血圧，固縮，ミオクローヌス，自律神経不安定など）が現れることがある.
- 最近の系統レビューでは，忍容性が最も高い（副作用が少ない）.
- 副作用として QT 延長があるため，心血管系障害の患者では注意する.

Drug Profile

- 選択的セロトニン再取り込み阻害薬（selective serotonin reuptake inhibitor：SSRI）である.
- 主に CYP2C19 で代謝されるため，CYP2C19 の遺伝子欠損患者ではクリアランスが低下する.

分類

- 抗うつ薬

剤形・規格単位

- レクサプロ®：錠剤（10 mg，20 mg）

エスシタロプラム　121

適応
うつ病，うつ状態，社会不安障害

禁忌
- モノアミン酸化酵素阻害薬〔セレギリン（エフピー®），ラサギリン（アジレクト®）〕の投与中あるいは投与中止後2週間以内［発汗，不穏，全身痙攣，異常高熱，昏睡などの出現］
- ピモジド（オーラップ®）投与中［QT延長］
- QT延長のある患者［心室頻拍（torsades de pointes を含む），心電図QT間隔の過度な延長］

用法・用量
- 1回10 mg，1日1回夕食後から開始
- 増量は1週間以上の間隔をあける
- 最大投与量は20 mg/日
- 突然の中止を避け，患者の状態を観察しながら徐々に減量する
- 肝機能障害患者，高齢者，遺伝的にCYP2C19の活性が欠損している患者（poor metabolizer：PM）では，本剤10 mgを上限とすること

主な副作用
悪心，下痢，腹部不快感，口渇，眠気，頭痛，浮動性めまい，倦怠感

相互作用
- 併用薬剤のCYP2C19阻害作用による本剤の血中濃度の上昇
- 本剤のCYP2D6阻害作用による併用薬剤の血中濃度の上昇
- セロトニン作用薬の併用によりセロトニン作用の増強

薬物動態
- 生物学的利用率：80%
- 効果発現時間　：2〜4週間

V エッセンシャルドラッグ

- Tmax : 単回投与時 3.8〜4.3 時間（PM では 4.2〜5.2 時間）
  反復投与時 3.0 時間（PM では 6.4 時間）
- 半減期 : 単回投与時 24.6〜27.7 時間（PM では 51.2〜55.8 時間）
  反復投与時 37.7 時間（PM では 57.8 時間）
- 代謝 : 主として CYP2C19，CYP2D6，CYP3A4 で代謝
- 排泄 : 主に尿中
- 蛋白結合率 : 55%

エスゾピクロン
eszopiclone

■ルネスタ®

Clinical Points

- 入眠困難の導入薬，あるいは中途覚醒の追加薬として使用される.
- 持ち越し効果や反跳性不眠はほとんどない.
- 苦味はゾピクロン（アモバン®）より少ない.
- 依存性や長期投与での耐性の形成は認められない.
- 継続使用している患者において，急な中止による退薬症候は起きない.

Drug Profile

- 超短時間作用型に分類される非ベンゾジアゼピン系睡眠導入薬である.
- イオンチャネル型 GABA 受容体へ作用する.
- $GABA_A$ 受容体の睡眠に関係する α_1 サブユニットだけなく α_2, α_3, にも作用するため，抗不安作用も有する.
- 本剤はゾピクロン（アモバン®）の活性型鏡像体（光学異性体）である.

分類
- 睡眠薬

剤形・規格単位
- ルネスタ®；錠剤（1 mg，2 mg，3 mg）

適応
不眠症

禁忌

- 重症筋無力症［筋弛緩作用による症状の悪化］
- 急性狭隅角緑内障［眼圧上昇による症状の悪化］

用法・用量

- 1 回 2 mg，就寝前（3 mg/日を超えないこと）
- 高齢者：1 回 1 mg，就寝前（2 mg/日を超えないこと）

主な副作用

味覚異常，眠気，頭痛，浮動性めまい

相互作用

- 中枢神経抑制薬の併用により相加的に中枢神経抑制作用の増強
- 麻酔薬の併用により相加的な呼吸抑制
- CYP3A4 誘導作用のある併用薬剤により本剤の血中濃度の低下

薬物動態

- 生物学的利用率：70%
- 効果発現時間　：30 分
- Tmax　　　　：0.5〜2 時間
- 半減期　　　　：5〜6 時間
- 代謝　　　　　：CYP3A4，CYP2E1 により代謝
- 排泄　　　　　：尿中に 75%，糞便中に 16%
- 蛋白結合率　　：90%

オキシコドン経口剤

oxycodone

■オキシコンチン®，オキノーム®

Clinical Points

- モルヒネと比較して，鎮痛効果と副作用においてほぼ同等である．
- 本剤の生物学的利用率はモルヒネに比較して高いので，鎮痛効力比はモルヒネの 1.5 倍である（経口オキシコドン 20 mg/日≒経口モルヒネ 30 mg/日）．
- 本剤が呼吸困難に有効であるというエビデンスはないが，モルヒネと同等と考える専門家は少なくない．
- 後発品により剤型が増えたので速放製剤と徐放製剤の剤形間違いに注意する．

Drug Profile

- 主として μ オピオイド受容体に作用するオピオイドである．
- 本剤の代謝物はモルヒネと異なり薬理活性がほとんどない．
- オキシコンチン® TR は乱用防止特性をもつ薬剤である（錠剤の硬度が高く粉砕することが困難であり，水を含むとゲル化する特徴がある）．
- 大量投与や長期投与の場合，急激な減量・中止により退薬症候が出現する危険性がある．

分類

- オピオイド

剤形・規格単位

1 速放製剤

- オキノーム®散 （2.5 mg/0.5 g/包，5 mg/1 g/包，10 mg/1 g/包，20 mg/1 g/包）

2 徐放製剤

- オキシコンチン® TR 錠：（5mg，10mg，20mg，40mg）

▌適応

がん疼痛

▌禁忌

- 重篤な呼吸抑制，重篤な慢性閉塞性肺疾患［呼吸抑制の悪化］
- 気管支喘息発作中［呼吸と気道分泌の抑制］
- 慢性肺疾患に続発する心不全［呼吸抑制や循環不全の増強］
- 痙攣状態（てんかん重積症，破傷風，ストリキニーネ中毒）［脊髄の刺激効果］
- 麻痺性イレウス［消化管運動の抑制］
- 急性アルコール中毒［呼吸抑制の増強］
- 出血性大腸炎［腸管出血性大腸菌や赤痢菌などの重篤な感染性下痢の症状の悪化・治療期間の延長］

▌用法・用量

1 オピオイドを使用していない場合

1) オキシコドン速放製剤

- 1 回 2.5〜5 mg，1 日 4 回から開始
- 適宜増減（増量は 3〜5 割増，減量は 2〜3 割減）

2) オキシコドン徐放製剤

- 1 回 5〜10 mg，1 日 2 回から開始
- 適宜増減（増量は 3〜5 割増，減量は 2〜3 割減）

2 モルヒネ製剤から本剤へ変更する場合

- 経口モルヒネ製剤 1 日量の 2/3 量を目安に切り替え
  （経口モルヒネ 60 mg/日≒経口オキシコドン 40 mg/日）

3 レスキュー薬

- 経口オキシコドン 1 日量の 1/8〜1/4 のオキシコドン速放製剤を投与

▌主な副作用

便秘，悪心・嘔吐，眠気，せん妄，呼吸抑制，麻痺性イレウス，排尿障害

オキシコドン経口剤　127

相互作用

- 併用薬剤の CYP3A4 の阻害作用により本剤の作用減弱
- クマリン系抗凝血薬（ワルファリン）の出血傾向の増強
- 抗コリン作用薬の併用により相加的に抗コリン作用の増強
- 中枢神経抑制薬との併用により相加的に中枢神経抑制作用の増強

薬物動態

- 生物学的利用率：60～90%
- 効果発現時間　：15～30 分（速放製剤），1～2 時間（徐放製剤）
- 作用時間　　　：4～6 時間（速放製剤），12 時間（徐放製剤）
- Tmax　　　　　：1～2 時間（速放製剤），3～5 時間（徐放製剤）
- 半減期　　　　：3～6 時間（速放製剤），6～10 時間（徐放製剤）
- 代謝　　　　　：肝臓で N-脱メチル化反応によるノルオキシコドン，O-脱メチル化反応によるオキシモルフォンへの代謝およびグルクロン酸抱合代謝．ノルオキシコドンへの代謝には CYP3A4 が，オキシモルフォンへの代謝には CYP2D6 が関与．ノルオキシコドンの薬理活性はほとんどない．オキシモルフォンは薬理活性があるが，微量しか産生されない．
- 排泄　　　　　：大部分は抱合体として尿中に排泄

オキシコドン注射剤
oxycodone injection

■オキファスト®

Clinical Points

- 鎮痛効果と副作用においてモルヒネ，オキシコドン，ヒドロモルフォンは基本的に類似している．
- 持続静注・持続皮下注は経口投与と比較して，より安定した効果が得られる．
- 本剤をモルヒネ注射剤に変更する場合は1：1である（モルヒネ持続静注・持続皮下注入15 mg/日≒オキシコドン持続静注・持続皮下注入15 mg/日）．
- 注射剤は2規格あるため，間違えないように注意する．
- 配合変化があるので注意する．

Drug Profile

- 主としてμオピオイド受容体に作用するオピオイドである．
- 本剤の代謝物はモルヒネと異なり薬理活性がほとんどない．
- 大量投与・長期投与の場合，急激な減量・中止により退薬症候が出現する危険性がある．

分類

- オピオイド

剤形・規格単位

- オキファスト®：注射剤（10 mg/1 mL/管，50 mg/5 mL/管）

適応

中等度から高度のがん疼痛

オキシコドン注射剤　129

禁忌

- 重篤な呼吸抑制，重篤な慢性閉塞性肺疾患［呼吸抑制の悪化］
- 気管支喘息発作中［呼吸と気道分泌の抑制］
- 慢性肺疾患に続発する心不全［呼吸抑制や循環不全の増強］
- 痙攣状態(てんかん重積症，破傷風，ストリキニーネ中毒)［脊髄の刺激効果］
- 麻痺性イレウス［消化管運動の抑制］
- 急性アルコール中毒［呼吸抑制の増強］
- 出血性大腸炎［腸管出血性大腸菌(O157など)や赤痢菌などの重篤な感染性下痢患者での症状の悪化・治療期間の延長］

用法・用量

- 先行オピオイドから換算比率を基に切り替え
     経口モルヒネ 30 mg/日×0.5
     経口オキシコドン 20 mg/日×0.75
     モルヒネ持続静注・持続皮下注入 15 mg/日×1
     フェンタニル貼付剤 0.3 mg/日×50
     ≒オキシコドン持続静注・持続皮下注入 15 mg/日
- オピオイド未使用患者では，痛みの程度に応じて 7.5～12.5 mg/日から開始
- 適宜増減(増量は 3～5 割増，減量は 2～3 割減)
- レスキュー薬は持続静注・持続皮下注入 1 日量の 1/24 を 1 回量とする

主な副作用

　便秘，悪心・嘔吐，眠気，せん妄，呼吸抑制，皮下刺入部の発赤・硬結

相互作用

- 併用薬剤の CYP3A4 の誘導作用により本剤の作用の増強
- 併用薬剤の CYP3A4 の阻害作用により本剤の作用の減弱
- クマリン系抗凝血薬(ワルファリン)の出血傾向の増強
- 抗コリン作用薬の併用により相加的に抗コリン作用の増強
- 中枢神経抑制薬との併用により相加的に中枢神経抑制作用の増強

130　V　エッセンシャルドラッグ

薬物動態

- 半減期 ： 3 時間（静注：急速単回投与）
  4 時間（皮下注：急速単回投与）

- 代謝 ： 主として CYP3A4 によりノルオキシコドン（薬理活性はほとんどない），一部 CYP2D6 によりオキシモルフォン（薬理活性はあり）に代謝

- 排泄 ： 尿中

配合変化

1 輸液に本剤を混合すると含量が低下
- アミカリック®輸液（アミノ酸加総合電解質液）

2 薬剤と本剤の原液同士を混合すると結晶が析出
- ハロペリドール（セレネース®）

3 薬剤を生理食塩液に溶解したものに本剤を混合すると pH と含量が低下
- メトクロプラミド（プリンペラン®）
- プロメタジン（ヒベルナ®）

4 薬剤を生理食塩液に溶解したものに本剤を混合すると pH が低下
- フロセミド（ラシックス®）

オクトレオチド

octreotide

■サンドスタチン®

Clinical Points

- 本剤は，①消化液分泌の抑制，②腸管の水・電解質の再吸収促進，③腸蠕動の抑制により，腸閉塞の症状を緩和する．
- 投与方法は持続皮下注入が原則であるが，生理食塩液100 mLに希釈して点滴静注（1日2〜3回）が代替方法となる．
- 上部消化管閉塞に比較して，下部消化管閉塞のほうが有効性は高い．
- 胃管留置患者では胃管からの排液量を指標とし，1日排液量が500 mL未満に減少した段階で胃管抜去を検討する．
- インスリンなどのホルモン分泌も抑制するので血糖値に注意する．

Drug Profile

- 全身のソマトスタチン受容体に作用し，種々のホルモン産生を抑制する．
- 腸閉塞の悪循環（腸管内容物の停滞→腸管の拡張→消化液分泌の亢進→腸管の水・電解質の吸収低下→腸管内容物の停滞）を断つ．
- 消化液分泌の抑制作用は，ブチルスコポラミン臭化物（ブスコパン®）と比較してより強力である．

分類

- 持続性ソマトスタチンアナログ製剤

剤形・規格単位

- サンドスタチン® 皮下注用；注射剤（50 μg/1 mL/管，100 μg/1 mL/管）

適応

進行・再発がん患者の緩和医療における消化管閉塞に伴う消化器症状の改善，化学療法・放射線療法・AIDS による難治性下痢*，瘻孔からの分泌*，腹水*，消化管ホルモン産生腫瘍（カルチノイド腫瘍，VIP 産生腫瘍，ガストリン産生腫瘍），先端巨大症，下垂体性巨人症に伴う諸症状の改善

用法・用量

1 消化管閉塞に伴う消化器症状

- 300〜600 μg/日，持続皮下注入
- 効果判定および増量は投与開始後 3 日頃
- 患者の自覚症状，悪心・嘔吐の状況を考慮して増量を検討
- 投与開始後 7 日で効果がなければ中止
- 持続投与が困難な場合は 8 時間ごとの点滴静注または皮下注が可能

2 消化管ホルモン産生腫瘍に伴う諸症状

- 50 μg/回，1 日 2〜3 回の皮下注から開始
- 効果不十分な場合は 100 μg/回，1 日 2〜3 回の皮下注まで漸増

主な副作用

血糖異常（低血糖または高血糖），徐脈，悪心・嘔吐，胃部不快感，腹部膨満感，便秘，下痢，鼓腸，放屁

相互作用

- シクロスポリン（サンディミュン®，ネオーラル®）［本剤が併用薬剤の吸収を阻害し，併用薬剤の血中濃度が低下］
- インスリン製剤［インスリン，グルカゴンおよび成長ホルモンなど，互いに拮抗的に調節作用をもつホルモン間のバランスの変化による低血糖症状または高血糖症状］
- ブロモクリプチン（パーロデル®）［併用薬剤の薬物濃度時間曲線下面積の上昇］

---

*保険適用はないが，緩和ケア領域で薬剤が使用される症状，用法・用量

薬物動態

- 作用時間 ：8 時間（単回皮下注）
- Tmax ：30 分（単回皮下注）
- 半減期 ：1.5 時間（単回皮下注）
- 排泄 ：胆汁中に 75%，尿中に 20%
- 蛋白結合率 ：65%

配合変化

- 高カロリー輸液との配合により，本剤の残存率が低下する.

オランザピン

olanzapine

■ジブレキサ®

Clinical Points

- 悪心・嘔吐やせん妄の症状マネジメントに使用される.
- 難治性悪心・嘔吐（オピオイド，抗悪性腫瘍薬など）の制吐薬として使用される.
- 作用持続時間と半減期が長く，眠前に服用しても日中に傾眠になることがある.
- 抗コリン作用により口渇や便秘，せん妄が出現することがある.
- 本剤投与中は観察を十分に行いながら血糖値を定期的に測定する.

Drug Profile

- 多元受容体作用抗精神病薬（multi-acting receptor targeted antipsychotics：MARTA）である.
- ドパミン D_1 受容体，D_2 受容体，D_4 受容体，セロトニン 5-HT_2 受容体，α_1 受容体，ヒスタミン H_1 受容体，ムスカリン性受容体などの多様な受容体に結合し拮抗作用がある.
- 「経口オランザピン 2.5 mg≒経口ハロペリドール 2 mg」と換算される.

分類

- 非定型抗精神病薬

剤形・規格単位

- ジブレキサ®；錠剤（2.5 mg，5 mg，10 mg），細粒（10 mg/1 g）
- ジブレキサ® ザイディス：OD 錠（2.5 mg，5 mg，10 mg）
- ジブレキサ®；筋注用（10 mg/バイアル）

オランザピン　135

適応

抗悪性腫瘍薬投与に伴う悪心・嘔吐，その他の悪心・嘔吐*，せん妄*，認知症の行動・心理症状（behavioral and psychological symptoms of dementia：BPSD）*，双極性障害における躁症状・うつ症状の改善，統合失調症

警告

- 著しい血糖値の上昇から，糖尿病性ケトアシドーシス，糖尿病性昏睡などの重大な副作用が出現し，死亡に至る場合があるので，投与中は血糖値の測定などの観察を十分に行う．
- 投与にあたっては　あらかじめ上記副作用が出現する場合があることを，患者およびその家族に十分に説明し，口渇，多飲，多尿，頻尿などの異常に注意し，このような症状が現れた場合には直ちに投与を中断し，医師の診察を受けるよう指導する．

禁忌

- 昏睡状態［昏睡状態の悪化］
- バルビツール酸系薬などの中枢神経抑制薬の強い影響下にある患者［中枢神経抑制作用の増強］
- アドレナリンを投与中の患者（アドレナリンをアナフィラキシーの救急治療に使用する場合を除く）［本剤の α 受容体遮断作用により β 受容体刺激作用が優位となり，血圧降下作用が増強］
- 糖尿病・その既往歴

用法・用量

1 せん妄，認知症の行動・心理症状*
- 1 回 2.5 mg，1 日 1 回（夕または就寝前）
- 適宜増減，維持量は通常 2.5〜10 mg/日

2 悪心・嘔吐
- 1 回 1.25〜2.5 mg，1 日 1 回（夕または就寝前）
- 適宜増減，維持量は通常 2.5〜5 mg/日

---

*保険適用はないが，緩和ケア領域で薬剤が使用される症状，用法・用量

3 統合失調症

- 1 回 5〜10 mg，1 日 1 回（夕または就寝前）
- 適宜増減，維持量は通常 10 mg/日
  最大投与量は 20 mg/日

主な副作用

眠気，不眠，めまい，ふらつき，体重増加，アカシジア，食欲亢進

相互作用

- CYP1A2 阻害作用のある併用薬剤により本剤の血中濃度の上昇
- CYP1A2 誘導作用のある併用薬剤により本剤の血中濃度の低下
- ドパミン作動薬との併用で本剤のドパミン作動性神経における作用
  拮抗により併用薬剤の作用減弱
- 抗コリン作用薬の併用により相加的に抗コリン作用の増強
- 中枢神経抑制薬との併用により相加的に中枢神経抑制作用の増強

薬物動態

- 効果発現時間 ：数時間〜数日（せん妄），数日〜数週（統合失調症）
- 作用時間 ：12〜48 時間（状況により異なる）
- Tmax ：5〜8 時間
- 半減期 ：33 時間（21〜54 時間）
- 代謝 ：肝臓におけるグルクロン酸抱合が主，CYP1A2
  や CYP2D6 が関与
- 排泄 ：尿中に 60%，糞便中に 30%
- 蛋白結合率 ：93%

ガバペンチン

gabapentin

■ガバペン®

Clinical Points

- プレガバリン（リリカ®）と比較して，鎮痛補助薬として同等の効果が期待される（わが国では保険適用がない）．
- 作用時間がプレガバリンと比較して短いため，1日3回投与する．
- 投与開始時の眠気とめまいが出現しやすいため，少量から開始する．
- 投与量に幅があり，数日ごとに時間をかけながら増量する．
- 中止する場合は1週間かけて徐々に減量する．急な中止は，不安，不眠，悪心，痛み，発汗が出現する危険性がある．
- ガバペンチンエナカルビル（レグナイト®）はレストレスレッグス症候群に適応となっている．

Drug Profile

- ガバペンチン誘導体である．
- 海外では，神経障害性疼痛の治療の第一選択薬と位置付けられている．
- 電位依存性カルシウムチャネルの $\alpha_2\delta$ サブユニットに結合し，カルシウムの流入を抑制する．
- 脳内 GABA（γ-εminobutyric acid：γ-アミノ酪酸）量を増加させ，GABA トランスポーターを活性化させる．
- 構造は GABA に類似しているが，GABA 受容体への直接作用はない．
- ほとんど代謝を受けず，代謝酵素も誘導しないため，相互作用はほとんどない．

分類
- 抗てんかん薬
- ガバペンチン誘導体（gabapentinoid）

剤形・規格単位
- ガバペン®；錠剤（200 mg，300 mg，400 mg），シロップ（50 mg/1 mL）
- レグナイト®；錠剤（300 mg）

適応
神経障害性疼痛*，他の抗てんかん薬で十分な効果が認められないてんかん患者の部分発作（二次性全般化発作を含む）に対する抗てんかん薬との併用

用法・用量
- 1回200 mg，1日1回から開始
- 鎮痛効果と副作用をみながら数日ごとに増量〔例：1回200 mg，1日1回（就寝前）⇄1回200 mg，1日2回⇄1回200 mg，1日3回⇄1回200 mg，1日4回⇄1回400 mg，1日3回⇄1回600 mg，1日3回〕

腎機能低下時のガバペンチンの投与量

クレアチニン クリアランス （mL/分）	60 以上	30 以上～ 60 未満	15 以上～ 30 未満	15 未満
投与量(mg/日)	600～2400	400～1000	200～500	100～200
投与回数	1日3回	1日2回	1日1回	1日1回

主な副作用
眠気，浮動性めまい，頭痛，複視，倦怠感

---
*保険適用はないが，緩和ケア領域で薬剤が使用される症状，用法・用量

相互作用

- モルヒネによる消化管運動抑制による本剤の吸収増加
- 制酸剤による本剤の血中濃度の低下

薬物動態

- 生物学的利用率 : 74%（100 mg），60%（300 mg），49%（600 mg），33%（1200 mg）
- Tmax : 2〜4 時間
- 半減期 : 5〜7 時間
- 代謝 : 体内においてほとんど代謝を受けない．薬物代謝酵素の誘導・阻害作用をもたない．
- 排泄 : 未変化体としてほとんど尿中へ排泄
- 蛋白結合率 : 3%未満

クエチアピン

quetiapine

■セロクエル®

Clinical Points

- 催眠作用の強い非定型抗精神病薬である.
- 不眠症やせん妄に対して低用量から開始する.
- 半減期と作用時間が短いため,就寝前に投与しても翌朝に眠気が残ることはまれである.
- 副作用である錐体外路症状の出現頻度は低い.
- 本剤投与中は観察を十分に行いながら血糖値を定期的に測定する.

Drug Profile

- 多元受容体作用抗精神病薬(multi-acting receptor targeted anti-psychotics:MARTA)である.
- ドパミン D_2 受容体に比べ,セロトニン $5\text{-}HT_2$ 受容体に対する親和性が高いのが特徴である.
- ヒスタミン H_1 受容体,アドレナリン α_1 および α_2 受容体,セロトニン $5\text{-}HT_{1A}$ 受容体,ドパミン D_1 受容体に低い親和性があるが,ムスカリン性受容体やベンゾジアゼピン受容体には親和性はほとんどない.

分類

- 非定型抗精神病薬

剤形・規格単位

- セロクエル®;錠剤(25 mg,100 mg,200 mg),細粒(500 mg/1 g)

クエチアピン　141

適応

不眠症*，せん妄*，双極性障害（躁病相およびうつ病相）*，統合失調症

警告

- 投与中は血糖値の測定などの観察を十分に行う（著しい血糖値の上昇から，糖尿病性ケトアシドーシスや糖尿病性昏睡などの重大な副作用が出現し，死亡に至る場合がある）.
- 投与にあたっては，あらかじめ上記の重大な副作用が出現する場合があることを患者・家族に十分に説明する.
- 口渇，多飲，多尿，頻尿などの異常に注意し，このような症状が出現した場合，直ちに投与を中断し，医師の診察を受けるように指導する.

禁忌

- 昏睡状態［昏睡状態の悪化］
- バルビツール酸系薬などの中枢神経抑制薬の強い影響下［中枢神経抑制作用の増強］
- アドレナリンを投与中の患者（アドレナリンをアナフィラキシーの救急治療に使用する場合を除く）［アドレナリンはアドレナリン作動性 α，β 受容体の刺激薬であり，本剤の α 受容体遮断作用により β 受容体の刺激作用が優位となり，血圧降下作用が増強］
- 糖尿病とその既往歴［糖尿病性ケトアシドーシス，糖尿病性昏睡］

用法・用量

- 1 回 25 mg，1 日 1 回就寝前から開始
- 症状と状態に応じて増減

主な副作用

眠気，倦怠感，不安，神経過敏，不眠，アカシジア，高血糖，低血糖，起立性低血圧（立ちくらみ，めまい）

---

*保険適用はないが，緩和ケア領域で薬剤が使用される症状，用法・用量

相互作用

- CYP3A4 阻害作用のある併用薬剤により本剤の血中濃度の上昇
- CYP3A4 誘導作用のある併用薬剤により本剤の血中濃度の低下
- 中枢神経抑制薬との併用により相加的に中枢神経抑制作用の増強

薬物動態

- Tmax 　　　：2.6 時間
- 半減期 　　：3.5 時間
- 代謝 　　　：CYP3A4（代謝物に薬理活性はほとんどない），
　　　　　　　グルクロン酸抱合
- 排泄 　　　：尿中に 73%（未変化体排泄率は 1%未満），糞便
　　　　　　　中に 20%
- 蛋白結合率 ：83%

ケタミン

ketamine

■ケタラール®

Clinical Points

- オピオイド抵抗性の難治性疼痛に使用される.
- 投与開始時に幻覚やせん妄が出現しやすいため,少量から開始する.
- 有効量には個人差があるため,効果と副作用を評価しながら慎重に漸増する.
- 2007年から「麻薬及び向精神薬取締法」に基づく麻薬に指定されている.

Drug Profile

- 興奮性アミノ酸受容体である N-methyl-D-aspartate(N-メチル-D-アスパラギン酸:NMDA)受容体を拮抗する(NMDA受容体拮抗薬).
- 上位脳からの下行性抑制系の増強および脊髄レベルでの直接作用により,痛覚情報伝達を抑制する.
- 麻酔薬として開発された薬剤であるが,麻酔で使用する投与量よりもはるかに少ない量を持続的投与することにより,意識低下を起こさずに鎮痛効果を発現させることを目的とした鎮痛方法である.

分類

- 麻酔薬

剤形・規格単位

- ケタラール®:静注用(50 mg/5 mL/管,200 mg/20 mL/バイアル),筋注用(500 mg/10 mL/バイアル)

144　**V** エッセンシャルドラッグ

▌適応

　神経障害性疼痛*，難治性疼痛*（オピオイド抵抗性疼痛，炎症性疼痛，虚血性疼痛，筋筋膜痛症候群），手術・検査・処置時の全身麻酔および吸入麻酔の導入

▌禁忌

- 脳血管障害，高血圧（収縮期圧 160 mmHg 以上，拡張期圧 100 mmHg 以上），脳圧亢進症，重症の心代償不全［一過性の血圧上昇，脳圧亢進］
- 痙攣発作の既往歴［痙攣］
- 外来患者［麻酔前後の管理が行き届かない］

▌用法・用量

1 持続静注・持続皮下注入

- 25 mg/日から開始
- 患者の状態を観察しながら 12〜24 時間ごとに緩徐に増量（25 mg/日⇄50 mg/日⇄75 mg/日⇄100 mg/日⇄……）
- 維持量は 100〜300 mg/日
- 状況によっては 500 mg/日まで増量可能（これ以上の高投与量の報告例がある）

▌主な副作用

　めまい，ふらつき，眠気，悪心・嘔吐，幻覚，悪夢，せん妄，皮下の発赤（皮下注）

▌幻覚・せん妄の発症時の対応

1 ハロペリドール（セレネース®）

［以下の内服剤か注射剤のいずれかを用いる］

- 直ちに 1〜2 mg 経口投与，それ以降同量を就寝前に経口投与
- 直ちに 2.5〜5 mg 皮下注，それ以降同量を持続皮下注入

2 ジアゼパム（セルシン®）

- 直ちに 5 mg 経口投与，それ以降同量を就寝前に経口投与

---

*保険適用はないが，緩和ケア領域で薬剤が使用される症状，用法・用量

3 ミダゾラム（ドルミカム®）

- 直ちに 5 mg 皮下注．それ以降 5〜10 mg/日を持続皮下注入

相互作用

- 中枢神経抑制薬との併用により相加的に中枢神経抑制作用の増強
- ツボクラリンとの併用で本剤が併用薬剤の蛋白結合を阻害しツボクラリン作用の増強

薬物動態

- 効果発現時間 ：速やかに発現（静注），5 分（筋注），15〜30 分（皮下注）
- 半減期 ：3 時間，代謝物のノルケタミンは 12 時間
- 代謝 ：主代謝経路は CYP によりノルケタミンとなる．ノルケタミンはケタミンの 1/3〜1/5 の作用をもつ．また，ヒドロオキシノルケタミンやデヒドロノルケタミンなどに変化するが，薬理活性はほとんどない．
- 排泄 ：尿中に 91%，糞便中に 3%
- 蛋白結合率 ：47%

コデイン
codeine

Clinical Points

- WHO 方式がん疼痛治療法の 3 段階除痛ラダーの第 2 段階に分類されている.
- 本剤を 120 mg/日に増量しても効果が不十分であれば, モルヒネなどに変更する.
- 鎮咳薬として使用されることが大部分である.
- 低濃度のコデインの薬剤は麻薬指定とはならない.

Drug Profile

- CYP2D6 によりモルヒネに代謝される.
- 鎮痛効力比は経口モルヒネの 1/6 である(経口コデイン 120 mg/日≒経口モルヒネ 20 mg/日).
- 副作用はモルヒネに類似している.

分類

- オピオイド
- 鎮咳薬
- 止瀉薬

剤形・規格単位

- コデインリン酸塩;末剤, 散剤(10 mg/1 g, 100 mg/1 g), 錠剤(5 mg, 20 mg)

適応

痛み, 咳嗽, 下痢

禁忌

- 重篤な呼吸抑制［呼吸抑制の悪化］

コデイン　147

- 気管支喘息発作中［気道分泌の抑制］
- 重篤な肝障害［昏睡］
- 慢性肺疾患に続発する心不全［呼吸抑制や循環不全の悪化］
- 痙攣状態（てんかん重積症，破傷風，ストリキニーネ中毒）［脊髄の刺激効果］
- 急性アルコール中毒［呼吸抑制の増強］
- アヘンアルカロイドに対する過敏症
- 出血性大腸炎［腸管出血性大腸菌や赤痢菌などの重篤な感染性下痢の症状の悪化・治療期間の延長］

用法・用量

- 1回20 mg，1日4回から開始
- 適宜増減（増量は3〜5割増，減量は2〜3割減）

主な副作用

便秘，悪心・嘔吐，眠気，せん妄，呼吸抑制，麻痺性イレウス，排尿障害

相互作用

- 中枢神経抑制薬との併用により相加的に中枢神経抑制作用の増強
- クマリン系抗凝血薬（ワルファリン®）の出血傾向の増強
- 抗コリン作用薬の併用により相加的に抗コリン作用の増強

薬物動態

- 生物学的利用率：40%
- 効果発現時間　：30〜60分（鎮痛作用），1〜2時間（鎮咳作用）
- 作用時間　　　：4〜6時間
- Tmax　　　　：1〜2時間
- 半減期　　　　：2.5〜3.5時間

- 代謝 ：主にグルクロニド化によりコデイン-6-グルクロニド（codeine-6-glucuronide：C6G）に代謝．C6G には薬理活性はない．
この他に N 脱メチル化によりノルコデイン（norcodeine），O 脱メチル化（CYP2D6 が関与）によりモルヒネに代謝．

- 排泄 ：尿中に排泄（グルクロニド 30〜40%，ノルコデイン 7〜9%，モルヒネ 4〜13%）

酸化マグネシウム

magnesium oxide

Clinical Points

- 習慣性が少なく長期投与が可能な下剤である.
- 長期投与, 腎機能低下, 高齢の患者では, 高マグネシウム血症に注意する.
- 高マグネシウム血症では, 悪心・嘔吐, 口渇, 血圧低下, 徐脈, 皮膚潮紅, 筋力低下, 傾眠がみられる.
- マグネシウムとキレートを形成する併用薬剤に注意する(本剤を中止する).

Drug Profile

- 塩類下剤である.
- 腸管内に水分を移行させ腸管内容物を軟化させ, その刺激により便通促進効果を出現させる.
- 胃酸によって活性体になるため, プロトンポンプ阻害薬(proton pump inhibitor:PPI)など胃内 pH を上昇させる併用薬剤により本剤の効果が減弱する.

分類

- 下剤
- 制酸剤

剤形・規格単位

- 酸化マグネシウム:末剤, 細粒, 錠剤(200 mg, 250 mg, 300 mg, 330 mg, 500 mg)

適応

　胃・十二指腸潰瘍, 胃炎(急・慢性胃炎, 薬剤性胃炎を含む), 上部消化管機能異常(神経性食思不振, いわゆる胃下垂症, 胃酸過多症を

含む)における制酸作用と症状の改善，便秘症，尿路シュウ酸カルシウム結石の発生予防

用法・用量

1 制酸薬として使用する場合
- 0.5～1 g/日，数回に分割経口投与（適宜増減）

2 下剤として使用する場合
- 2 g/日，食前または食後の 3 回分割経口投与，または就寝前 1 回投与（適宜増減）

3 尿路シュウ酸カルシウム結石の発生予防に使用する場合
- 0.2～0.6 g/日，多量の水とともに経口投与（適宜増減）

主な副作用

下痢，高マグネシウム血症

相互作用

- 併用薬剤の吸収低下による作用減弱
  アジスロマイシン（ジスロマック®），ガバペンチン（ガバペン®），セフジニル（セフゾン®），セレコキシブ（セレコックス®），テトラサイクリン系抗菌薬，ニューキノロン系抗菌薬，ビスホスホン酸系骨代謝改善薬，ペニシラミン（メタルカプターゼ®），ミコフェノール酸モフェチル（セルセプト®），ラベプラゾール（パリエット®），ロスバスタチン（クレストール®），フェキソフェナジン（アレグラ®），ジギタリス製剤（ジゴキシン，ジギトキシンなど）
- 併用薬剤の陽イオンと交換し作用減弱
  高カリウム血症改善イオン交換樹脂製剤（ポリスチレンスルホン酸カルシウム，ポリスチレンスルホン酸ナトリウム）
- 胃内 pH 上昇によるカルシウムの脱離抑制
  ポリカルボフィルカルシウム（コロネル®）
- 本剤のマグネシウムの消化管吸収および腎尿細管再吸収の促進
  活性型ビタミン D_3 製剤（アルファカルシドール，カルシトリオール）
- 代謝性アルカローシスによるカルシウムの尿細管再吸収の増加
  大量の牛乳，カルシウム製剤

酸化マグネシウム　　151

薬物動態

- 効果発現時間　：8〜10 時間
- 吸収　　　　　：ほとんど吸収されない

ジアゼパム

diazepam

■セルシン®

Clinical Points

- 難治性の悪心・嘔吐，予測性嘔吐，呼吸困難の症状マネジメントに使用される．
- 作用時間も半減期も長いため，眠気，注意力・集中力・反射運動能力・認知機能の低下などの副作用に注意する．
- 認知などに影響を与えるので安易にかつ長期に使用しない．
- 静注時に血管痛や静脈炎の原因となる．
- 継続使用している患者においては，急な中止により退薬症候が出現することがある．

Drug Profile

- ベンゾジアゼピン系抗不安薬である．
- 抗不安作用，鎮静作用，筋弛緩作用，抗痙攣作用，制吐作用がある．
- 蛋白結合率が高いので，低栄養状態の患者（低アルブミン血症）では効果が強く出現する可能性がある．
- 注射剤は油性のため，他の注射剤と混合したり希釈したりしない．

分類

- 抗不安薬

剤形・規格単位

- セルシン®；錠剤（2 mg，5 mg，10 mg），シロップ（1 mg/1 mL），散剤（10 mg/1 g），注射剤（5 mg/1 mL/管，10 mg/2 mL/管）
- ホリゾン®；錠剤（2 mg，5 mg），散剤（10 mg/1 g），注射剤（10 mg/2 mL/管）

ジアゼパム　153

• ダイアップ®：坐剤（4 mg，6 mg，10 mg）

適応

呼吸困難*，化学療法による悪心・嘔吐*，神経症における不安・緊張・抑うつ，うつ病における不安・緊張，心身症（消化器疾患，循環器疾患，自律神経失調症，更年期障害，腰痛症，頸肩腕症候群）における身体症候ならびに不安・緊張・抑うつ，脳脊髄疾患に伴う筋痙攣・痛みにおける筋緊張の軽減，麻酔前・麻酔導入時・麻酔中・術後，アルコール依存症の禁断（離脱）症状，分娩時における不安・興奮・抑うつの軽減（注射剤），てんかん様重積状態における痙攣の抑制（注射剤）

禁忌

• 急性狭隅角緑内障［抗コリン作用による眼圧上昇］
• 重症筋無力症［筋弛緩作用による症状の悪化］
• リトナビル（ノービア®）（HIV プロテアーゼ阻害薬）［本剤の CYP に対する競合的阻害，過度の鎮静や呼吸困難］
• ショック，昏睡，バイタルサインの悪い急性アルコール中毒の患者（注射剤）［頻脈，徐脈，血圧低下，循環性ショック］

用法・用量

1 経口投与
• 1 回 2～5 mg，1 日 2～4 回（適宜増減）
• 外来患者は原則として 15 mg/日以内

2 静注
• 初回 5～10 mg をできるだけ緩徐に静注（5 mg/分以下の速度）
• 以後必要に応じて 3～4 時間ごとに注射

3 筋注
• 初回 5～10 mg
• 吸収のばらつきが大きく，やむを得ない場合のみに実施

4 麻酔前投薬
• 1 回 5～10 mg，経口投与，就寝前または手術前（適宜増減）

---

*保険適用はないが，緩和ケア領域で薬剤が使用される症状，用法・用量

主な副作用

　眠気，ふらつき，めまい，頭重，頭痛，悪心，食欲不振，倦怠感，脱力感，気道閉塞（注射剤），呼吸抑制（注射剤）

相互作用

- 中枢神経抑制薬との併用により相加的に中枢神経抑制作用の増強
- CYP3A4 誘導作用のある併用薬剤による本剤の血中濃度の低下
- ダントロレン（ダントリウム®）の併用により相加的に筋弛緩作用の増強

薬物動態

- 生物学的利用率：約100%
- 効果発現時間　：15 分（経口）
- 作用時間　　　：3〜30 時間（長時間作用）
- Tmax　　　　　：0.5〜1.5 時間
- 半減期　　　　：20〜100 時間（活性代謝物ノルジアゼパムの半減期は 30〜200 時間）
- 代謝　　　　　：CYP2C19，CYP3A4 により数種類の活性代謝物に代謝
- 排泄　　　　　：主に尿中
- 蛋白結合率　　：96〜98%

ジフェンヒドラミン・ジプロフィリン配合剤

diphenhydramine/diprophylline

■トラベルミン®

Clinical Points

- 悪心・嘔吐，放射線宿酔，めまいなどの症状マネジメントに使用される．
- 難治性悪心・嘔吐（オピオイド，抗悪性腫瘍薬，体動によるものなど）の制吐薬として使用される．
- 動揺病やメニエール症候群などの前庭機能異常による悪心・嘔吐に有効である．
- 作用時間が長いため，1日2回から開始し，効果が不十分な場合は1日3回にする．
- メトクロプラミド，プロクロルペラジン，ハロペリドールなどが無効な場合にも効果が期待できる．
- 内服が困難な場合，注射剤を点滴静注することが可能である．

Drug Profile

- ジフェンヒドラミンはエタノールアミン系の第一世代の抗ヒスタミン薬である（副作用としての眠気が強い）．
- ジフェンヒドラミンにはヒスタミン H_1 受容体拮抗作用があり，嘔吐中枢と前庭迷路系に作用して制吐効果を発現させる．
- ジプロフィリンには強心作用，利尿作用，気管支拡張作用がある．

分類

- 抗ヒスタミン薬
- 制吐薬

剤形・規格単位

- トラベルミン®：配合剤（ジフェンヒドラミン 40 mg・ジプロフィリン 26

mg）
注射剤（ジフェンヒドラミン 30 mg・ジプロフィリン 26 mg/1 mL/管）

適応

悪心・嘔吐*，動揺病・メニエール症候群に伴う悪心・嘔吐・めまい

禁忌

- 急性狭隅角緑内障［眼圧上昇による症状の悪化］
- 前立腺肥大など下部尿路の閉塞性疾患［膀胱平滑筋の弛緩や膀胱括約筋の緊張による症状の悪化］

用法・用量

1 経口剤

- 1回1錠，1日2〜4回（適宜増減）

2 注射剤

- 1回1管を皮下または筋肉内投与

主な副作用

眠気，めまい，頭重感，頭痛，口渇，倦怠感

相互作用

- 中枢神経抑制薬との併用により相加的に中枢神経抑制作用の増強
- 抗コリン作用薬の併用により相加的に抗コリン作用の増強

薬物動態

ジフェンヒドラミン（経口）

- 作用時間　　　：12 時間
- Tmax　　　　：2 時間
- 半減期　　　　：4〜8 時間

---

*保険適用はないが，緩和ケア領域で薬剤が使用される症状，用法・用量

ジメンヒドリナート

dimenhydrinate

■ドラマミン®

Clinical Points

- 悪心・嘔吐，放射線宿酔，めまいなどの症状マネジメントに使用される.
- 難治性悪心・嘔吐（オピオイド，抗悪性腫瘍薬，体動によるものなど）の制吐薬として使用される.
- 動揺病やメニエール症候群などの前庭機能異常による悪心・嘔吐に有効である.
- メトクロプラミド，プロクロルペラジン，ハロペリドールなどが無効な場合にも効果が期待できる.

Drug Profile

- エタノールアミン系の第一世代の抗ヒスタミン薬である（副作用としての眠気が強い）.
- ヒスタミン H_1 受容体拮抗作用があり，嘔吐中枢と前庭迷路系に作用して制吐効果を発現させる.
- 迷路冷刺激による実験的眼振に対して，眼振発生時間を遅らせ，眼振持続時間を短縮させる.
- 回転運動による実験的動揺病に対して，優れた鎮暈・鎮吐効果がみられている.

分類

- 抗ヒスタミン薬
- 制吐薬

剤形・規格単位

- ドラマミン®；錠剤（50 mg）

158　V エッセンシャルドラッグ

■ 適応

悪心・嘔吐*，手術後の悪心・嘔吐，放射線宿酔，めまい，動揺病（乗物酔い），メニエール症候群

■ 禁忌

- モノアミン酸化酵素阻害薬〔セレギリン（エフピー®），ラサギリン（アジレクト®）〕の使用中［抗コリン作用の持続・増強］
- ジフェニルメタン系薬（ピコスルファート®）に対する過敏症

■ 用法・用量

- 1 回 25〜50 mg，1 日 3〜4 回経口投与
- 予防：30〜60 分前に 1 回 50〜100 mg 経口投与
- 適宜増減（原則として 200 mg/日を超えないこと）

■ 主な副作用

眠気，めまい，口渇，頭痛・頭重感，目のかすみ，ふらふら感，疲労感

■ 相互作用

- 第 8 脳神経障害を起こすおそれのあるアミノグリコシド系抗菌薬（ストレプトマイシン，カナマイシンなど）との併用で耳障害症状の不顕性化
- 中枢神経抑制薬との併用により相加的に中枢神経抑制作用を増強

■ 薬物動態

● 効果発現時間	：30 分
● 作用時間	：4〜6 時間
● Tmax	：1〜2 時間
● 代謝	：肝臓にて N-酸化グルタミン抱合および N-脱アルキル化
● 排泄	：主に尿中

---

*保険適用はないが，緩和ケア領域で薬剤が使用される症状，用法・用量

スピロノラクトン

spironolactone

■アルダクトン® A

Clinical Points

- 本剤の効果発現は緩徐である.
- 治療抵抗性の場合,ループ利尿薬であるフロセミドを併用する.この場合,スピロノラクトン100 mgとフロセミド40 mgが基本量となる.
- 用量依存的に効果と副作用が出現する.
- 用量依存的に女性化乳房や乳房の張り・痛みがみられる(特に男性).
- 連用する場合,電解質異常が出現することがあるので定期的に検査する.

Drug Profile

- カリウム保持性利尿薬である.
- 主に遠位尿細管のアルドステロン依存性 Na-K 交換部位に働き,アルドステロン拮抗作用によりナトリウムおよび水の排泄を促進し,カリウムの排泄を抑制する.
- 代謝物に活性があり,半減期は 15 時間以上と長い.

分類

- 利尿薬

剤形・規格単位

- アルダクトン® A;細粒(100 mg/1 g),錠剤(25 mg,50 mg)

適応

　悪性腫瘍に伴う腹水,悪性腫瘍に伴う浮腫,栄養失調性浮腫,高血圧症(本態性,腎性など),心性浮腫(うっ血性心不全),腎性浮腫,

肝性浮腫，特発性浮腫，原発性アルドステロン症の診断および症状の改善

禁忌

- エプレレノン（セララ®）投与中の患者［両剤の相加・相乗作用による血清カリウムの上昇］
- 無尿または急性腎不全［腎機能のさらなる悪化，高カリウム血症の誘発または悪化］
- 高カリウム血症［高カリウム血症の悪化］
- Addison 病［アルドステロン分泌低下によるカリウムの排泄障害のための高カリウム血症］
- タクロリムス（プログラフ®）投与中の患者［両剤の相加・相乗作用による血清カリウムの上昇］
- ミトタン（オペプリム®）投与中の患者［併用薬剤の薬効を本剤が阻害］

用法・用量

- 1 回 50〜100 mg，1 日 1〜3 回（適宜増減）
- 維持量 100〜300 mg/日

主な副作用

高カリウム血症，低ナトリウム血症，代謝性アシドーシス，不整脈，全身倦怠感，脱力，女性化乳房，性欲減退，陰萎，月経不順

相互作用

- 降圧薬との併用により相加・相乗的に降圧作用の増強
- 血清カリウムを上昇させる薬剤との併用により相加・相乗的に血清カリウム値の上昇
- 塩化アンモニウム，コレスチラミン（クエストラン®）との併用により相加・相乗的に代謝性アシドーシス
- ジゴキシン，メチルジゴキシン（ラニラピッド®）の腎排泄の低下
- 本剤によるノルアドレナリンの血管反応性の低下（機序不明）
- リチウム製剤〔リチウム（リーマス®）〕との併用によるリチウム中毒

スピロノラクトン　161

薬物動態

- 生物学的利用率：70〜90%
- 効果発現時間　：2〜4 時間（単回投与），数日（反復投与）
- 作用時間　　　：16〜24 時間
- Tmax　　　　 ：2〜3 時間
- 半減期　　　　：12〜17 時間（活性代謝物）
- 代謝　　　　　：肝臓でグルクロン酸抱合
- 排泄　　　　　：尿中と糞便中に排泄
- 蛋白結合率　　：97〜99%

スボレキサント
suvorexant

■ベルソムラ®

Clinical Points

- 中途覚醒や早朝覚醒に使用される睡眠導入薬である.
- 半減期が比較的長く, 朝方に眠気が残ることがある.
- 効果が安定するのに数日を要する.
- 悪夢をみることがある.
- 反跳性不眠や退薬症候は生じない.

Drug Profile

- オレキシン受容体拮抗薬である.
- オレキシン受容体(OX1R および OX2R)の選択的拮抗薬として可逆的に作用し, 覚醒に関与する神経核を抑制することにより睡眠を誘発する.
- GABA 受容体に作用しないので, 依存性が極めて少なく, せん妄を起こしにくい.
- 主に CYP3A4 によって代謝される.

分類

- 睡眠薬

剤形・規格単位

- ベルソムラ®;錠剤(10 mg, 15 mg, 20 mg)

適応

不眠症

禁忌

- CYP3A を強く阻害する薬剤(イトラコナゾール, クラリスロマイ

シン，リトナビル，サキナビル，ネルフィナビル，インジナビル，テラプレビル，ボリコナゾール）を投与中

用法・用量

• 1 回 20 mg，就寝直前（高齢者では 1 回 15 mg）

主な副作用

眠気，頭痛，疲労

相互作用

• 中枢神経抑制剤の併用により相加的に中枢神経抑制作用の増強
• ジゴキシンの併用により併用薬剤の血中濃度の上昇
• CYP3A4 誘導作用の併用薬剤により本剤の血中濃度の低下

薬物動態

• 生物学的利用率 ：60%
• 効果発現時間　：30 分
• Tmax　　　　：1〜3 時間
• 半減期　　　　：10〜12 時間
• 代謝　　　　　：CYP3A4，CYP2C19 などにより代謝
• 排泄　　　　　：尿中に 23%，糞便中に約 66%が排泄される
• 蛋白結合率　　：99%以上

セルトラリン

sertraline

■ジェイゾロフト®

📋 Clinical Points

- うつ病の患者に頻用されている.
- 海外では,全般性不安障害,強迫性障害,社交不安障害,月経前不快気分障害に対して使用されている.
- 抗うつ効果の発現に2週間を要する.
- 有効性と忍容性が高い.
- 体重増加はまれである.
- タモキシフェン投与中の患者に使用可能である.

💊 Drug Profile

- 選択的セロトニン再取り込み阻害薬(selective serotonin reuptake inhibitor:SSRI)である.
- 肝代謝酵素を誘導または阻害しないため,他の薬剤への影響が少ない.
- セロトニン症候群(不安,焦燥,興奮,錯乱,発汗,下痢,発熱,高血圧,固縮,ミオクローヌス,自律神経不安定など)が現れることがある.

分類

- 抗うつ薬

剤形・規格単位

- ジェイゾロフト®;錠剤(25 mg,50 mg,100 mg),OD錠(25 mg,50 mg,100 mg)

適応

うつ病,うつ状態,パニック障害,外傷後ストレス障害

セルトラリン　165

禁忌
- モノアミン酸化酵素阻害薬〔セレギリン(エフピー®)，ラサギリン (アジレクト®)〕の投与中あるいは投与中止後 2 週間以内［発汗，不穏，全身痙攣，異常高熱，昏睡などの出現］
- ピモジド(オーラップ®)投与中［ピモジドの血中濃度の増加と QT 延長の危険性］

用法・用量
- 1 回 25 mg，1 日 1 回から開始
- 患者を観察しながら調節
- 最大投与量は 100 mg/日

主な副作用
悪心，下痢，眠気，口内乾燥症，頭痛，浮動性めまい

相互作用
- CYP2C9，CYP3A4 阻害作用のある併用薬剤により本剤の血中濃度の上昇
- CYP2C19，CYP2C9，CYP2B6 および CYP3A4 で代謝される併用薬剤により競合的に併用薬剤の血中濃度の上昇
- 5-HT1B/1D 受容体作動薬との併用により脱力，反射亢進，協調運動障害，錯乱，不安，焦燥，興奮の危険性
- 中枢神経抑制薬の併用により相加的に中枢神経抑制作用の増強
- クマリン系抗凝血薬(ワルファリン®)の出血傾向の増強
- セロトニン作動薬との併用によりセロトニン症候群の危険性の増加

薬物動態
- 生物学的利用率：44%
- 効果発現時間　：2～4 週間
- 効果持続時間　：数日間(状況による)
- Tmax　　　　：4～9 時間
- 半減期　　　　：22～36 時間

- 代謝　　　　：主として CYP2C19，CYP2C9，CYP2B6，CYP3A4 で代謝
- 排泄　　　　：9 日間で尿中に 44％，糞便中に 45％
- 蛋白結合率　：99％

ゾルピデム

zolpidem

■マイスリー®

Clinical Points

- 入眠困難の導入薬として使用される.
- 作用時間が短く，翌朝への持ち越し効果が少ない.
- 筋弛緩作用がベンゾジアゼピン系睡眠導入薬と比較して弱い.
- 中断による反跳性不眠が少ない.
- せん妄を誘発することがある.

Drug Profile

- 超短時間作用型の非ベンゾジアゼピン系睡眠導入薬である.
- GABA$_A$ 受容体の α_1 サブユニットに選択性的に作用するため，抗不安作用などは弱い.
- 代謝物に活性がない.

分類

- 睡眠薬

剤形・規格単位

- マイスリー®：錠剤（5 mg. 10 mg）

適応

不眠症（統合失調症および双極性障害に伴う不眠症は除く）

禁忌

- 重篤な肝障害［代謝機能の低下による血中濃度の上昇］
- 重症筋無力症［筋弛緩作用による症状の悪化］
- 急性狭隅角緑内障［眼圧上昇による症状の悪化］

用法・用量

- 1 回 5〜10 mg，就寝直前（適宜増減）
- 10 mg/日を超えないこと
- 高齢者は 1 回 5 mg から開始

主な副作用

ふらつき，眠気，頭痛，倦怠感，残眠感，悪心

相互作用

- 中枢神経抑制薬との併用により相加的に中枢神経抑制作用の増強
- 麻酔薬との併用で相加的な呼吸抑制
- CYP3A4 誘導作用のある併用薬剤により本剤の血中濃度の低下

薬物動態

- 生物学的利用率：70%
- 効果発現時間　：30 分
- Tmax　　　　：0.8 時間
- 半減期　　　　：2 時間
- 代謝　　　　　：肝臓にて酸化，CYP3A4，CYP2C9，CYP1A2 などにより代謝
- 排泄　　　　　：尿中への未変化体の排泄は 0.5%以下
- 蛋白結合率　　：90%

ゾレドロン酸
zoledronic acid hydrate
■ゾメタ®

Clinical Points

- 骨関連事象（骨痛，病的骨折，脊髄圧迫，高カルシウム血症）の出現を抑制し，有痛性骨転移の治療に有効である（ただし即効性はない）．
- パミドロン酸と比較して，血清カルシウム値を有意に正常化させ，再発までの期間を延長させる．
- 重大な副作用として顎骨壊死・顎骨骨髄炎が長期使用時に出現する．
- 顎骨壊死・顎骨骨髄炎の発症に抜歯などの歯科処置や局所感染が関連するので，投与前に適切に歯科処置する．

Drug Profile

- 第三世代のビスホスホネート製剤である．
- 骨基質であるハイドロキシアパタイトと高い親和性をもち，破骨細胞に選択的に取り込まれる．
- 破骨細胞の機能の阻害やアポトーシスをきたして骨吸収を抑制し，血清カルシウム値を低下させる．
- 腎臓に対する副作用は濃度依存的に出現するので，15分間以上かけて点滴静注する．

分類
- ビスホスホネート製剤

剤形・規格単位
- ゾメタ®；注射剤（4 mg/100 mL/ボトル，4 mg/5 mL/バイアル）

V エッセンシャルドラッグ

■ 適応

悪性腫瘍による高カルシウム血症，多発性骨髄腫による骨病変および固形がん骨転移による骨病変

■ 警告

- 点滴静脈内注射のみに用い，投与は必ず 15 分間以上かけて行う［5 分間で点滴静脈内注射して急性腎不全が出現した例が報告されている］.
- 悪性腫瘍による高カルシウム血症患者に投与する場合には，高カルシウム血症による脱水症状を是正するため，輸液過量負荷による心機能への影響を留意しつつ十分な補液治療を行ったうえで投与する.

■ 禁忌

- 妊婦または妊娠している可能性のある婦人［催奇形性，妊娠後期・分娩期の母動物の死亡報告］

■ 用法・用量

1 悪性腫瘍による高カルシウム血症
- 4 mg を生理食塩液または 5%ブドウ糖注射液 100 mL に希釈
- 15 分間以上かけて点滴静注
- 再投与が必要な場合には 1 週間の投与間隔をおくこと（初回投与による反応を確認するため）

2 多発性骨髄腫による骨病変および固形がん骨転移による骨病変
- 4 mg を生理食塩液または 5%ブドウ糖注射液 100 mL に希釈
- 15 分間以上かけて点滴静注
- 3〜4 週間間隔で施行

■ 主な副作用

発熱，頭痛，骨痛，倦怠感，インフルエンザ様症状，低カルシウム血症，低カリウム血症，低リン酸血症

■ 相互作用

- 血清カルシウムの低下作用のある併用薬剤により相加的に血清カル

ゾレドロン酸　171

シウム値の低下

薬物動態

- 効果発現時間 ：中央値 4 日（高カルシウム血症の場合）
- 作用時間 ：30〜40 日
- 半減期 ：1 週間（消失半減期）
- 代謝 ：ほとんど代謝を受けない
- 排泄 ：尿中

腎機能低下時の対応

- 本剤が原因の腎機能低下時は投与を中止する.
- 多発性骨髄腫および固形がん骨転移患者に本剤を継続投与する場合，投与前に腎機能障害のある患者では，血清クレアチニンが投与前値から 1.0 mg/dL 以上，腎機能が正常な患者では，血清クレアチニンが投与前値から 0.5 mg/dL 以上上昇した場合には，投与中止など適切な処置を行う.
- 本剤を腎機能低下患者に投与する場合，その程度により投与量が決められている.
- 下表の投与量を生理食塩液または 5%ブドウ糖液で全量が 100 mL になるように調製し，15 分間以上かけて点滴静注する.

クレアチニンクリアランス	投与量
>60 mL/分	4.0 mg
50〜60 mL/分	3.5 mg
40〜49 mL/分	3.3 mg
30〜39 mL/分	3.0 mg

タペンタドール
tapentadol

■タペンタ®

Clinical Points

- がん疼痛の症状マネジメントに使用される.
- 鎮痛効果はオキシコドンやモルヒネと比較して非劣性である.
- 副作用としての消化管症状(便秘, 悪心・嘔吐)の少ないオピオイドである.
- 他のオピオイドからの切り替えでは, 経口モルヒネの 3.3 倍, 経口オキシコドンの 5 倍, フェンタニル貼付剤の 1/333 を目安にする(経口タペンタドール 100 mg/日≒経口モルヒネ 30 mg/日≒経口オキシコドン 20 mg/日≒フェンタニル推定吸収量 0.3 mg/日).

Drug Profile

- μ オピオイド受容体作用とノルアドレナリン再取り込み阻害作用がある.
- 代謝経路はグルクロン酸抱合が主である.
- 代謝物には活性がなく, 相互作用も少ない.
- 誤用や乱用を防止する目的で改変防止技術(tamper-resistant formulation:TRF)が施されている(ミキサーなどを使用した通常の方法で粉砕することが不可能である).

分類
- オピオイド

剤形・規格単位
- タペンタ®:徐放錠剤(25 mg, 50 mg, 100 mg)

タペンタドール　173

適応

がん疼痛

禁忌

- 重篤な呼吸抑制，重篤な慢性閉塞性肺疾患［呼吸抑制の増強］
- 気管支喘息発作中［呼吸の抑制，気道分泌の妨げ］
- 麻痺性イレウス［消化管運動を抑制］
- アルコール，睡眠薬，中枢性鎮痛薬，向精神薬による急性中毒［中枢神経抑制や呼吸抑制の悪化］
- モノアミン酸化酵素阻害薬〔セレギリン（エフピー®），ラサギリン（アジレクト®）〕の投与中や投与中止後14日以内［心血管系副作用の増強］
- 出血性大腸炎［腸管出血性大腸菌（O157 など）や赤痢菌などの重篤な感染性下痢では，症状の悪化，治療期間の延長］

用法・用量

- 1回 25 mg，1日2回から開始
- 適宜増減（増量は 3〜5 割増，減量は 2〜3 割減）
- 最大投与量は 500 mg/日（海外では 600 mg）

主な副作用

便秘，悪心・嘔吐，眠気，せん妄，呼吸抑制

相互作用

- セロトニン作動薬との併用によりセロトニン症候群の危険性の増加
- 中枢神経抑制薬との併用により相加的に中枢神経抑制作用の増強
- プロベネシド（ベネシッド®）との併用により本剤の血中濃度の上昇

薬物動態

- 生物学的利用率：93%（筋肉内投与），20%（経口投与）
- 半減期　　　　：1〜3 時間（筋肉内投与）
- 代謝　　　　　：主としてグルクロン酸抱合

- 排泄　　　　　：99%が代謝物として尿中に排泄
- 蛋白結合率　　：20%

デキサメタゾン

dexamethasone

■デカドロン®

Clinical Points

- がん患者における痛み，食欲不振，倦怠感，悪心・嘔吐，腸閉塞，転移性脳腫瘍(脳浮腫)，脊髄圧迫の症状マネジメントとして使用される．
- ①全身作用(がん患者の食欲不振・倦怠感の改善)，②局所作用(腫瘍周囲の浮腫・炎症・圧迫の減少，鎮痛作用の増強)がある．
- 投与方法には，①漸減法(最大投与量から開始し，徐々に減量・維持・中止する方法)，②漸増法(最少量から開始し，徐々に増量する方法)があり，患者の症状，全身状態，生命予後を総合的に評価して選択する．
- 投与後7日目に期待する効果がみられなければ中止する(この場合の突然中止は可能)．
- 2週間以上の連用後に投与を突然中止すると，発熱，頭痛，食欲不振，脱力感，筋肉痛，関節痛，ショックなどの離脱症状が出現することがある．
- 副作用はコルチコステロイドの総投与量と相関するので，開始時期と投与方法を検討する．

Drug Profile

- 抗炎症作用，抗アレルギー作用，免疫抑制作用，広範囲にわたる代謝作用がある合成副腎皮質ステロイド製剤である．
- 糖質コルチコイド作用の力価はヒドロコルチゾンを1とすると，プレドニゾロンは4，ベタメタゾンとデキサメタゾンは25〜30となる(プレドニゾロン5 mg/日≒デキサメタゾン0.5〜1 mg/日≒ベタメタゾン0.5〜1 mg/日)．

V エッセンシャルドラッグ

- 鉱質コルチコイド作用はほとんどみられず，ナトリウム貯留作用はない．
- フッ素基をもたないプレドニゾロンやメチルプレドニゾロンのほうが，フッ素基をもつベタメタゾンやデキサメタゾンと比較してミオパチーは起こりにくい．

分類
- 副腎皮質ステロイド（コルチコステロイド）

剤形・規格単位
- デカドロン®：錠剤（0.5 mg，4 mg），エリキシル 0.01％，注射剤（1.65 mg/0.5 mL/管，3.3 mg/1 mL/管，6.6 mg/2 mL/バイアル）

適応
重症消耗性疾患（がん終末期）の全身状態の改善，がん悪液質に伴う食欲不振・倦怠感*，頭蓋内圧亢進*，脊髄圧迫*，神経圧迫*，骨転移*，腫瘍熱*，上大静脈症候群*，放射線肺臓炎，がん性リンパ管症*，がん性胸膜炎*，がん性腹膜炎*，肝被膜の伸展に伴う痛み*，悪心・嘔吐*，腸閉塞*

用法・用量
緩和ケアにおける投与量（目安）

症状	プレドニゾロン投与量	デキサメタゾン投与量
食欲不振，倦怠感，悪心・嘔吐，骨転移	10〜30 mg/日	1〜4 mg/日
神経圧迫，腸閉塞，放射線肺臓炎	30〜60 mg/日	4〜8 mg/日
頭蓋内圧亢進，脊髄圧迫，上大静脈症候群	60〜120 mg/日	8〜16 mg/日

*保険適用はないが，緩和ケア領域で薬剤が使用される症状，用法・用量

デキサメタゾン　177

1 非緊急時や生命予後が数カ月以内の場合
- 1回1〜2 mg，1日1回（朝）から開始
- 効果をみながら徐々に増量
- 1日1回（朝）あるいは1日2回（朝，昼）（漸増法）

2 緊急時（頭蓋内圧亢進，脊髄圧迫，上大静脈症候群）や生命予後が1カ月以内の場合
- 8 mg/日以上から開始
- 効果をみながら徐々に減量
- 必要最小限の投与量で維持（漸減法）

▌主な副作用

　口腔内カンジダ症，活動性亢進，消化性潰瘍，高血糖，精神変調，気分高揚，意欲亢進，抑うつ，満月様顔貌，不眠，斑状出血，ミオパチー，骨粗鬆症

▌相互作用

- CYP3A4 阻害作用のある併用薬剤により本剤の血中濃度の上昇
- CYP3A4 誘導作用のある併用薬剤により本剤の血中濃度の低下
- 血糖降下薬の作用減弱
- 抗凝血薬の作用減弱
- サリチル酸系薬の作用減弱
- 利尿薬（カリウム保持性利尿薬を除く）との併用で低カリウム血症の可能性
- 活性型ビタミン D_3 製剤との併用で高カルシウム血症の可能性
- 非脱分極性筋弛緩薬との長期併用で機序不明の筋弛緩作用の減弱または増強

薬物動態

	ヒドロコルチゾン	プレドニゾロン	デキサメタゾン	ベタメタゾン
抗炎症作用	1	4	25〜30	25〜30
対応量	20 mg	5 mg	0.5〜1 mg	0.5〜1 mg
ナトリウム貯留	1	0.25	<0.01	<0.01
生物学的利用率	96%	75〜85%	78%	98%
Tmax	—	1 時間(経口)	1〜2 時間(経口)	—
血中半減期	1.5 時間	3〜4 時間	5〜6 時間	5〜6 時間
生物学的半減期	8〜12 時間	12〜36 時間	36〜54 時間	36〜54 時間
分類(作用時間)	短時間型	短時間型	長時間型	長時間型

- 代謝　　　　：肝臓において CYP3A4 により代謝. また, CYP3A4 の誘導作用をもつ.
- 排泄　　　　：主に尿中

デノスマブ

denosumab

■ランマーク®

📋 Clinical Points

- 骨関連事象(骨痛,病的骨折,脊髄圧迫,高カルシウム血症)の出現を抑制し,有痛性骨転移の治療に有効である(ただし即効性はない).
- 本剤を投与中(投与後数週間)はカルシウム製剤とビタミンD製剤を毎日併用する.
- 重大な副作用として顎骨壊死・顎骨骨髄炎が長期使用時に出現する.
- 顎骨壊死・顎骨骨髄炎の発症に抜歯などの歯科処置や局所感染が関連するので,投与前に適切に歯科処置する.

💊 Drug Profile

- RANKL(receptor activator for nuclear factor-κB ligand)を標的とするヒト型IgG2モノクローナル抗体製剤である.
- RANKLは破骨細胞および破骨細胞前駆細胞表面のRANKに結合する破骨細胞の形成,機能,生存に必須のメディエーターである.
- 本剤はRANKLを特異的に阻害し,破骨細胞による骨吸収を抑制する.

▌分類

- ヒト型抗RANKLモノクローナル抗体製剤

▌剤形・規格単位

- ランマーク®:注射剤(120 mg/1.7 mL/バイアル)

180　Ｖ　エッセンシャルドラッグ

■ 適応

多発性骨髄腫による骨病変および固形がん骨転移による骨病変，骨巨細胞腫

■ 警告

- 頻回に血液検査を行い，観察を十分に行う（重篤な低カルシウム血症や死亡例が報告されている）.
- 血清補正カルシウム値が高値でない限り，カルシウムおよびビタミンＤを補充する.
- 重度の腎機能障害では，慎重に投与する（低カルシウム血症の危険性が高い）.
- 緊急を要する場合には，カルシウムの点滴投与を併用する.

■ 禁忌

- 妊婦または妊娠している可能性のある婦人

■ 用法・用量

- 120 mg，皮下投与（上腕，大腿，腹部），4 週間に 1 回
- グレード 3 または 4 の副作用が出現した場合，グレード 1 以下に回復するまで休薬を考慮（グレードは CTCAE［有害事象共通用語基準］に準じる）.
- 血清補正カルシウム値が高値でない限り，毎日少なくともカルシウム 500 mg/日および天然型ビタミン D 400 IU/日を投与（低カルシウム血症の出現の軽減のため）
- 腎機能障害患者では，活性型ビタミン D を使用し，カルシウムの投与量を適宜調整する.

■ 主な副作用

低カルシウム血症，疲労，悪心，関節痛，無力症，下痢，顎骨壊死・顎骨骨髄炎

■ 薬物動態

- 生物学的利用率：62%

- Tmax : 7〜14 日
- 半減期 : 24〜30 日
- 代謝 : 異化により消失
- 排泄 : 尿中（投与後 56 日までに 78%）
- 蛋白結合率 : 血漿蛋白質と結合する可能性は低い

デュロキセチン

duloxetine

■サインバルタ®

Clinical Points

- 国際疼痛学会の神経障害性疼痛の第一選択薬の一つとして収載されている.
- 神経障害性疼痛, 糖尿病性神経障害・線維筋痛症・慢性腰痛症・変形性関節症に伴う痛みの症状マネジメントに使用される.
- 三環系抗うつ薬と比較して眠気と抗コリン作用が少ない.
- 本剤は白金製剤やタキサン系製剤による化学療法誘発性末梢神経障害(chemotherapy-induced peripheral neuropathy：CIPN)の痛みとしびれ感に有効と報告されている.
- 退薬症候がみられるため, 中止する場合は漸減する.
- セロトニン症候群(不安, 焦燥, 興奮, 錯乱, 発汗, 下痢, 発熱, 高血圧, 固縮, 頻脈, ミオクローヌス, 自律神経不安定など)が現れることがある.

Drug Profile

- セロトニン・ノルアドレナリン再取り込み阻害薬(serotonin noradrenaline reuptake inhibitor：SNRI)である.
- ムスカリン受容体拮抗作用, H_1 受容体拮抗作用, α アドレナリン受容体拮抗作用はない.
- 鎮痛機序は下行性抑制系の賦活作用によると考えられている.

分類

- 抗うつ薬

剤形・規格単位

- サインバルタ®：カプセル(20 mg, 30 mg)

デュロキセチン　183

適応

神経障害性疼痛*，糖尿病性神経障害・線維筋痛症・慢性腰痛症・変形性関節症に伴う痛み，うつ病，うつ状態，全般性不安障害*

禁忌

- モノアミン酸化酵素阻害薬〔セレギリン（エフピー®），ラサギリン（アジレクト®）〕の投与中あるいは投与中止後 2 週間以内〔他の抗うつ薬の併用による発汗，不穏，全身痙攣，異常高熱，昏睡などの症状の出現〕
- 高度の肝障害〔肝障害の悪化，半減期の延長による本剤の血中濃度の上昇〕
- 高度の腎障害〔本剤の血中濃度の上昇〕
- コントロール不良の急性狭隅角緑内障〔症状の悪化〕

用法・用量

- 1 回 20 mg，1 日 1 回から開始
- 患者を観察しながら 1 週間以上の間隔をあけて 40 mg/日に増量
- 最大投与量は 60 mg/日

主な副作用

悪心，眠気，口内乾燥症，頭痛，便秘，下痢，めまい

相互作用

- CYP1A2 阻害作用のある併用薬剤により本剤の血中濃度の上昇
- CYP2D6 阻害作用のある併用薬剤により本剤の血中濃度の上昇
- 血漿蛋白と結合率の高い薬剤により両剤の血中濃度の上昇
- アドレナリンやノルアドレナリンの併用により相加的にアドレナリン作用の増強
- CYP2D6 で代謝される薬剤により併用薬剤の血中濃度の上昇
- クロニジン（カタプレス®）の作用の減弱
- 中枢神経抑制薬との併用により相加的に中枢神経抑制作用の増強
- セロトニン作動薬との併用によりセロトニン症候群の危険性の増加

---

*保険適用はないが，緩和ケア領域で薬剤が使用される症状，用法・用量

V エッセンシャルドラッグ

• クマリン系抗凝血薬（ワルファリン®）の出血傾向の増強

薬物動態

• 生物学的利用率：40%（20〜70%）
• 効果発現時間　：数週間（うつ病）
• 作用時間　　　：24 時間以上
• Tmax　　　　：6〜8 時間
• 半減期　　　　：10〜16 時間
• 代謝　　　　　：CYP1A2，CYP2D6（一部），グルクロン酸抱合
• 排泄　　　　　：尿中に代謝物 72%，糞便中に 19%

トラマドール

tramadol

■ トラマール®，ワントラム®

Clinical Points

- がん疼痛と慢性疼痛に対する症状マネジメントに使用される.
- 軽度～中等度のがん疼痛や慢性疼痛に有効である.
- トラムセット®配合錠は1錠中にトラマドール37.5 mgとアセトアミノフェン325 mgを含有する(がん疼痛に適応はない).
- セロトニン症候群(不安，焦燥，興奮，錯乱，発汗，下痢，発熱，高血圧，固縮，頻脈，ミオクローヌス，自律神経不安定など)が現れることがある.
- 医療用麻薬に指定されていない.

Drug Profile

- μ オピオイド受容体作用とノルアドレナリン・セロトニンの再取り込み抑制作用がある.
- 鎮痛効力比はモルヒネの1/5である(経口トラマドール100 mg/日≒経口モルヒネ20 mg/日).
- CYP2D6により活性体となり，CYP3A4で不活性化されるため，遺伝子多型や相互作用に注意する.

分類

- オピオイド

剤形・規格単位

- トラマール®：OD錠(25 mg, 50 mg)
- ワントラム®：徐放錠(100 mg)

適応

がん疼痛(軽度～中等度の痛み)，慢性疼痛

禁忌

- 飲酒，睡眠薬，鎮痛薬，オピオイド，向精神薬による急性中毒［中枢神経抑制・呼吸抑制の悪化］
- モノアミン酸化酵素阻害薬〔セレギリン（エフピー®），ラサギリン（アジレクト®）〕投与中または投与中止後 14 日以内［相加的作用の増強，中枢神経にセロトニンの蓄積（セロトニン症候群を含む中枢神経系・呼吸器系・心血管系の重篤な副作用）］
- 治療により十分に管理されていないてんかん［症状の悪化］
- 重篤な呼吸抑制のおそれがあるので 12 歳未満の小児には投与しない

用法・用量

- 1 回 25 mg，1 日 4 回から開始
- 鎮痛効果と副作用を評価しながら適宜増減（100 mg/日⇄200 mg/日⇄300 mg/日）
- 最大投与量は 400 mg/日（75 歳以上の高齢者では 300 mg/日以下が望ましい）
- レスキュー薬は 1 日量の 1/8〜1/4 を 1 回量とする

主な副作用

便秘，悪心・嘔吐，眠気，せん妄，浮動性めまい

相互作用

- CYP3A4 誘導作用のある併用薬剤により本剤の血中濃度の低下
- キニジンの併用により相互に作用の増強（機序不明）
- ジゴキシンの併用によりジゴキシン中毒（機序不明）
- 中枢神経抑制薬との併用により相加的に中枢神経抑制作用を増強
- セロトニン作動薬との併用によりセロトニン症候群の危険性の増加
- クマリン系抗凝血薬（ワルファリン）の出血傾向の増強

薬物動態

- 生物学的利用率：70%（65〜75%）
- 効果発現時間 ：30 分〜1 時間

• 作用時間	4〜9 時間
• Tmax	2 時間
• 半減期	5〜7 時間
• 代謝	CYP2D6，CYP3A4，グルクロン酸抱合，硫酸抱合
• 排泄	：尿中〔投与後 24 時間までに未変化体が 12〜16%，モノ-O-脱メチル体(M1)が 12〜15%，M1 の抱合体が 15〜18%〕
• 蛋白結合率	：20%

トルバプタン

tolvaptan

■サムスカ®

Clinical Points

- ループ利尿薬などを使用しても体液貯留のコントロールが困難な患者に適応となる.
- ループ利尿薬に本剤の併用が難治性腹水や浮腫に有効であると報告されている.
- フロセミド 20～40 mg/日と本剤 7.5 mg～15 mg/日の併用が基本となる.
- 急激な水利尿から脱水症状や高ナトリウム血症に注意する.

Drug Profile

- バソプレシン V_2 受容体拮抗薬である.
- 腎集合管においてバソプレシンによる水再吸収を抑制する.
- 電解質排泄の増加を伴わない水利尿作用を示す.
- 単剤での利尿作用は弱く,保険適用上もループ利尿薬などと併用することになっている.

分類

- 利尿薬

剤形・規格単位

- サムスカ®;錠剤(7.5 mg,15 mg,30 mg),細粒 1%(10 mg/1 g)

適応

難治性腹水・浮腫*,ループ利尿薬などの他の利尿薬で効果不十分な心不全・肝硬変における体液貯留,腎容積が既に増大しており,

*保険適用はないが,緩和ケア領域で薬剤が使用される症状,用法・用量

かつ腎容積の増大速度が速い常染色体優性多発性囊胞腎の進行抑制

禁忌

- 無尿の患者［本剤の効果が期待できない］
- 口渇を感じないまたは水分摂取が困難な患者［循環血漿量の減少により高ナトリウム血症および脱水のおそれがある］
- 高ナトリウム血症の患者［本剤の水利尿作用により高ナトリウム血症が増悪するおそれがある］
- 適切な水分補給が困難な肝性脳症の患者［適切な水分補給が困難なため，循環血漿量の減少により高ナトリウム血症および脱水のおそれがある］
- 妊婦または妊娠している可能性のある婦人

用法・用量

1 心不全における体液貯留の場合
　1回 15 mg，1日1回
2 肝硬変における体液貯留の場合
　1回 7.5 mg，1日1回
3 常染色体優性多発性囊胞腎の進行抑制の場合
　1日 60 mg，1日2回（朝 45 mg，夕方 15 mg）

主な副作用

口渇，頻尿

相互作用

- CYP3A4 阻害作用のある併用薬剤により本剤の血中濃度の上昇
- CYP3A4 誘導作用のある併用薬剤により本剤の血中濃度の低下
- P 糖蛋白阻害作用のある併用薬剤により本剤の作用増強
- ジゴキシンの作用増強
- カリウム製剤の併用により血清カリウム値の上昇
- バソプレシン誘導体の止血作用の減弱

薬物動態

- 生物学的利用率：56%

- Tmax : 2〜3 時間
- 半減期 : 3〜4 時間
- 代謝 : CYP3A4 により代謝
- 排泄 : 糞便中に 60%，尿中に 40%
- 蛋白結合率 : 98%

ドンペリドン

domperidone

■ナウゼリン®

Clinical Points

- 悪心・嘔吐，食欲不振，腹部膨満，胸やけなどの症状マネジメントに使用される.
- 肝腫大，腹水，がん性腹膜炎などによる胃内容停滞に有効である.
- 上部消化管運動を促進する作用がある.
- 投与量は 30 mg/日以下とする（30 mg/日を超える投与量で不整脈・突然死の報告がある）.

Drug Profile

- ドパミン受容体拮抗薬である.
- 食道胃接合部や胃十二指腸接合部の D_2 受容体への作用により，胃腸運動促進効果と制吐効果が発現する.
- 化学受容器引金帯（chemoreceptor trigger zone：CTZ）は脳血液関門の外部にあり，本剤は CTZ に作用する.
- メトクロプラミドと異なり血液脳関門を通過しないため，副作用である錐体外路症状の出現は少ない.

分類

- 消化管運動改善薬
- 制吐薬

剤形・規格単位

- ナウゼリン®：錠剤（5 mg，10 mg），OD 錠（5 mg，10 mg），ドライシロップ（10 mg/1 g），細粒（10 mg/1 g），坐剤（10 mg，30 mg，60 mg）

適応

悪心・嘔吐，運動不全型の上腹部愁訴（dysmotility-like dyspepsia），食欲不振，腹部膨満，胸やけ，胃食道逆流症

禁忌

- 妊婦または妊娠している可能性のある婦人［動物実験で骨格・内臓異常などの催奇形作用の報告］
- 消化管出血，機械的腸閉塞，消化管穿孔［症状の悪化］
- プロラクチン分泌性の下垂体腫瘍（プロラクチノーマ）［抗ドパミン作用によるプロラクチン分泌促進］

用法・用量

- 1 回 10 mg，1 日 3 回食前

主な副作用

下痢，便秘，胸やけ，嘔吐，乳汁分泌，女性化乳房，無月経，性欲減弱

相互作用

- 胃内の pH 上昇作用のある薬剤により本剤の消化管吸収の阻害
- 抗コリン作用のある併用薬剤により本剤の消化管運動亢進作用の減弱
- ジギタリス製剤の併用によりジギタリス製剤飽和時の指標となる悪心・嘔吐，食欲不振の不顕化
- 抗ドパミン作用のある併用薬剤により抗ドパミン作用の増強による内分泌機能調節異常や錐体外路症状
- CYP3A4 阻害薬により本剤の代謝の阻害

薬物動態

- 生物学的利用率：20%
- 効果発現時間　：30 分
- 作用時間　　　：12〜24 時間

ドンペリドン　193

- Tmax 　　　 : 30分～1時間（経口），1～2時間（直腸内）
- 半減期 　　　: 7～16時間
- 代謝 　　　　: CYP3A4
- 排泄 　　　　: 尿中に30%（未変化体が0.4%），糞便中に
　　　　　　　70%（未変化体が10%）〔経口〕
- 蛋白結合率 　: 90%

ナルデメジン

naldemedine

■スインプロイク®

Clinical Points

- オピオイド誘発性便秘症(opioid-induced constipation:OIC)に対して有効である.
- 本剤を開始したり他の下剤を併用・追加したりする場合は一過性の下痢に注意する.
- 脳腫瘍などの血液脳関門が機能していない患者では,オピオイドの鎮痛効果が減弱するおそれがある.

Drug Profile

- 末梢性μオピオイド受容体拮抗薬である.
- オピオイドの消化管運動,消化管神経活動の抑制作用に対して強力な拮抗作用を有する.
- 血液脳関門を通過しないため,中枢作用がなく鎮痛作用に影響しない.
- 主に CYP3A4 で代謝される.

分類
- 末梢性μオピオイド受容体拮抗薬(peripherally acting mu-opioid receptor antagonist:PAMORA)

剤形・規格単位
- スインプロイク®:錠剤(0.2 mg)

適応
オピオイド誘発性便秘症

ナルデメジン　195

禁忌

- 消化管閉塞もしくはその疑いのある患者，消化管閉塞の既往歴を有し再発のおそれの高い患者 [消化管穿孔を起こす危険性]

用法・用量

- 1 回 0.2 mg，1 日 1 回

主な副作用

下痢，腹痛

相互作用

- CYP3A 阻害薬により本剤の血中濃度の上昇
- P-糖蛋白阻害薬により本剤の血中濃度の上昇
- CYP3A 誘導薬により本剤の血中濃度の低下

薬物動態

- 生物学的利用率：20～40%
- 効果発現時間　：数時間
- Tmax　　　　：0.5～2 時間（空腹時）
- 半減期　　　　：8～11 時間
- 代謝　　　　　：主に CYP3A4
　　　　　　　　　一部肝臓において主にグルクロン酸抱合体に代謝
- 排泄　　　　　：主に尿中および糞便中
- 蛋白結合率　　：93～94%

ノルトリプチリン
nortriptyline
■ノリトレン®

📋 Clinical Points
- 神経障害性疼痛の症状マネジメントに使用される.
- 意欲亢進作用があり,意欲の欠如,抑制,無感動を主としたうつ病の患者に有効である.
- 抗うつ効果の発現には 2〜3 週間要するが,鎮痛効果は投与後 1 週目にみられる.
- 副作用として抗コリン作用による口渇・便秘,排尿障害が出現する(アミトリプチリンと比較してその程度は軽い).

💊 Drug Profile
- 第一世代の三環系抗うつ薬である.
- 神経終末でのノルアドレナリン再取り込み阻害作用があり,鎮静作用は比較的少ない.
- 本剤はアミトリプチリン(トリプタノール®)の脱メチル化された活性代謝物である.
- CYP2D6 の機能低下状態(poor metabolizer,阻害作用のある薬物の投与中)の場合は少量から開始する.

▌分類
- 三環系抗うつ薬

▌剤形・規格単位
- ノリトレン®:錠剤(10 mg,25 mg)

適応

神経障害性疼痛*，帯状疱疹後神経痛*，慢性疼痛*，膀胱痙攣*，うつ病，うつ状態

禁忌

- 急性狭隅角緑内障［眼内圧亢進］
- 心筋梗塞の回復初期［循環器系への悪影響］
- 尿閉（前立腺疾患など）［尿閉の悪化］
- モノアミン酸化酵素阻害薬〔セレギリン（エフピー®），ラサギリン（アジレクト®）〕の投与中あるいは投与中止後 2 週間以内［発汗，不穏，全身痙攣，異常高熱，昏睡など］

用法・用量

1 うつ病，うつ状態
- 1 回 10～25 mg を 1 日 2～3 回から開始（適宜増減）
- 必要に応じて 150 mg/日まで増量

2 うつ病，うつ状態以外*
- 1 回 10 mg，1 日 1 回就寝前または夕食後から開始（適宜増減）
- 必要に応じて 1 回 10～25 mg，1 日 1～3 回まで漸増

主な副作用

口渇，眠気，めまい，ふらつき，倦怠感，便秘，起立性低血圧，排尿困難

相互作用

- 抗コリン作用のある併用薬剤により相加的に抗コリン作用の増強
- CYP2D6 阻害作用のある併用薬剤により本剤の血中濃度の上昇
- アドレナリン作動薬によるアドレナリン作用の増強

薬物動態

- 生物学的利用率：50%
- Tmax　　　　：6 時間

*保険適用はないが，緩和ケア領域で薬剤が使用される症状，用法・用量

- 半減期　　　　：27 時間
- 代謝　　　　　：主に肝臓において水酸化体（CYP2D6），脱メチ
　　　　　　　　　ル体に代謝，一部抱合
- 排泄　　　　　：主として尿中
- 蛋白結合率　　：94%

バルプロ酸

valproic acid

■デパケン®

Clinical Points

- てんかんの全般発作に使用されてきた.
- 神経障害性疼痛に対して以前使用されていたが,現在は限定的な使用にとどまる.
- 抑制系の賦活作用による気分安定効果がみられる.
- 長期投与による副作用として高アンモニア血症があるので注意する.

Drug Profile

- 従来型の抗てんかん薬である.
- 電位依存性ナトリウムチャネルやT型カルシウムチャネルを遮断したり,脳内GABA濃度を上昇させたりする.
- てんかん発作に対する有効スペクトラムが広い.
- 重篤な副作用および相互作用はカルバマゼピンに比較して少ない.

分類

- 抗てんかん薬

剤形・規格単位

- デパケン®:錠(100 mg, 200 mg),細粒(200 mg/1 g, 400 mg/1 g),シロップ(50 mg/1 mL)
- デパケン®R 徐放錠(100 mg, 200 mg)
- セレニカ®R;徐放顆粒(400 mg/1 g),徐放錠(200 mg, 400 mg)

適応

神経障害性疼痛*，各種てんかん（小発作，焦点発作，精神運動発作，混合発作），てんかんに伴う性格行動障害（不機嫌，易怒性など），躁病，双極性障害の躁状態，片頭痛の予防

禁忌

- 重篤な肝障害［致死的な肝障害］
- カルバペネム系抗菌薬使用中［パニペネム・ベタミプロン（カルベニン®），メロペネム（メロペン®），イミペネム・シラスタチン（チエナム®），ビアペネム（オメガシン®），ドリペネム（フィニバックス®），テビペネムピボキシル（オラペネム®）］［本剤の血中濃度の低下によるてんかん発作の再発］
- 尿素サイクル異常症［重篤な高アンモニア血症］

用法・用量

- 400～1200 mg/日，1日2～3回の分割投与（適宜増減）（徐放錠では1日1～2回，徐放顆粒では1日1回）
- 定常状態に達するには2～4日間要する

主な副作用

眠気，ふらつき，悪心・嘔吐，食欲不振，体重増加，高アンモニア血症

相互作用

- CYP2C9 阻害作用のある薬剤の併用により本剤の血中濃度の上昇
- サリチル酸系薬の併用により遊離型バルプロ酸の血中濃度の上昇とバルプロ酸の代謝阻害
- フェニトイン，カルバマゼピン，バルビツール酸系薬の併用により本剤の血中濃度の低下と併用薬剤の血中濃度の上昇または低下
- アミトリプチリン，エトスクシミド，ノルトリプチリン，ベンゾジアゼピン系薬の併用により機序不明で併用薬剤の血中濃度の上昇
- ラモトリギン（ラミクタール®）の併用によりグルクロン酸抱合の競

*保険適用はないが，緩和ケア領域で薬剤が使用される症状，用法・用量

合で併用薬剤の消失半減期の延長
- クマリン系抗凝血薬（ワルファリン®）の出血傾向の増強
- クロナゼパム（リボトリール®）の併用によりアブサンス重積（欠神発作重積）

薬物動態

- 生物学的利用率：95%
- Tmax ：0.5〜4 時間（非徐放製剤），8〜12 時間（徐放製剤）
- 半減期 ：6〜12 時間（非徐放製剤），8〜16 時間（徐放製剤）
- 代謝 ：代謝に関与する酵素の割合は，CYP2A6，2B6，2C9 が 10%，UGT2B7（グルクロン酸転移酵素）が 40%，β-酸化が 30〜35%
- 排泄 ：主に尿中，一部は糞便中
- 蛋白結合率 ：90〜95%

ハロペリドール

haloperidol

■セレネース®

Clinical Points

- 悪心・嘔吐，せん妄，吃逆などの症状マネジメントに使用される．
- 催眠効果は弱いため，不眠症の治療目的としては使用しない．
- ハロペリドール2mg≒リスペリドン1mgに換算される．
- オランザピンなどの非定型抗精神病薬と比較して，高血糖の副作用が少ない．
- 副作用が出現しないように少量から開始し，投与期間も短くなるように努める．

Drug Profile

- ブチロフェノン系の定型抗精神病薬である．
- ドパミンD_2受容体拮抗作用がある．
- クロルプロマジン（コントミン®）と比較して，鎮静作用，抗コリン作用，α_1受容体遮断作用は弱い．
- 剤形が豊富である．

分類

- 定型抗精神病薬

剤形・規格単位

- セレネース®：錠剤（0.75 mg，1 mg，1.5 mg，3 mg），細粒（10 mg/1 g），内服液（2 mg/1 mL），注射剤（5 mg/1 mL/管）

適応

悪心・嘔吐*，せん妄*，（難治性）吃逆*，統合失調症，躁病

禁忌

- 昏睡状態［昏睡状態の悪化］
- バルビツール酸系薬などの中枢神経抑制薬の強い影響下にある患者［中枢神経抑制作用の増強］
- 重症の心不全［心筋に対する障害作用や血圧降下］
- パーキンソン病［錐体外路症状の悪化］
- アドレナリンを投与中の患者（アドレナリンをアナフィラキシーの救急治療に使用する場合を除く）［アドレナリン作用の逆転による重篤な血圧降下］
- 妊婦または妊娠している可能性のある婦人［催奇形性，着床数の減少，胎児吸収の増加，流産率の上昇］

用法・用量

1 悪心・嘔吐*

1) 経口投与

- 1 回 0.75～1 mg，1 日 1～2 回，就寝前または夕食後

2) 点滴静注

- 1 回 1.5～2.5 mg，就寝前または夕食後
- 維持量は通常 1.5～5 mg/日

3) 持続静注・持続皮下注入

- 1.5～2.5 mg/日から開始
- 維持量は通常 1.5～5 mg/日

2 せん妄*

1) 経口投与

- 1 回 0.75～1.5 mg，1 日 1～2 回，就寝前または夕食後

2) 非経口投与（緊急時）

- 1 回 0.5～1 mg の静注・筋注・皮下注から開始
- 改善がみられなければ 1 時間間隔で投与

---

*保険適用はないが，緩和ケア領域で薬剤が使用される症状，用法・用量

3 統合失調症，躁病

1）経口投与
- 0.75〜2.25 mg/日から開始，徐々に増量
- 維持量は 3〜6 mg/日（適宜増減）

2）筋注・静注（緊急時）
- 1 回 5 mg，1 日 1〜2 回（適宜増減）

▎主な副作用

　振戦，パーキンソン症状，筋強剛，アカシジア，不眠，焦燥感，神経過敏，麻痺性イレウス，遅発性ジスキネジア，ジストニア

▎相互作用

- 中枢神経抑制薬との併用により相加的に中枢神経抑制作用の増強
- CYP3A4，2D6 阻害作用のある薬剤の併用により本剤の血中濃度の上昇
- CYP3A4 誘導作用のある薬剤の併用により本剤の血中濃度の低下
- 抗コリン作用薬の併用により相加的に抗コリン作用の増強
- 抗ドパミン作用薬との併用により相加的に内分泌機能異常と錐体外路症状の危険性の増加
- ドパミン作動薬との併用により併用薬の作用減弱
- リチウムとの併用により心電図変化，重症の錐体外路症状，持続性のジスキネジア，特発性の悪性症候群，非可逆性の脳障害の危険性の増加

▎薬物動態

- 半減期　　　：24 時間（経口），14 時間（静注）
- 代謝　　　　：主に CYP2D6，CYP3A4 が関与
- 排泄　　　　：尿中および糞便中
- 蛋白結合率　：92%

ピコスルファート
picosulfate

■ラキソベロン®

Clinical Points

- 大腸細菌叢で活性化されるため，効果発現の時期と程度に個人差が大きい.
- 少量から開始し，効果をみながら徐々に増量する.
- 液剤は用量調節性にすぐれている.
- 副作用としての腹痛と下痢(特に便失禁)に注意する.

Drug Profile

- 大腸刺激性下剤である.
- 大腸細菌叢由来の酵素アリルスルファターゼにより加水分解され，活性型のジフェノール体となる.
- ジフェノール体は，腸管粘膜への腸管蠕動運動の亢進作用と，水分吸収の阻害作用を有し，瀉下作用を示す.

分類

- 下剤

剤形・規格単位

- ラキソベロン®；錠剤(2.5 mg)，液剤(0.75%，1 mL＝7.5 mg＝約 15 滴)

適応

便秘症，術後排便補助，造影剤(硫酸バリウム)投与後の排便促進，手術前における腸管内容物の排除，大腸検査(X 線，内視鏡)前処置における腸管内容物の排除

禁忌

- 急性腹症が疑われる患者［腸管蠕動運動亢進による症状の悪化］

- 腸閉塞のある患者またはその疑いのある患者（大腸検査前処置に用いる場合）［腸管蠕動運動亢進による腸閉塞の症状の悪化，腸管穿孔］

用法・用量

1 便秘症
- 1 日 1 回 2.5〜7.5 mg（5〜15 滴，0.33〜1.0 mL）就寝前から開始，適宜増減

2 術後排便補助
- 1 日 1 回 5〜7.5 mg（10〜15 滴，0.67〜1.0 mL），適宜増減

3 造影剤（硫酸バリウム）投与後の排便促進
- 3〜7.5 mg（6〜15 滴，0.40〜1.0 mL），適宜増減

4 手術前における腸管内容物の排除
- 14 滴（0.93 mL）

5 大腸検査（X 線，内視鏡）前処置における腸管内容物の排除
- 検査予定時間の 10〜15 時間前に 150 mg（20 mL），適宜増減

主な副作用

腹痛，腹鳴，下痢，腹部膨満感，悪心・嘔吐

薬物動態

- 効果発現時間 ：6〜24 時間（中央値 12 時間）
- 代謝 ：大腸細菌叢由来の酵素アリルスルファターゼによりジフェノール体に加水分解．ジフェノール体の一部は吸収され肝臓でグルクロン酸抱合を受ける．
- 排泄 ：ジフェノール体の大部分はそのまま糞便中に排泄．一部吸収されたジフェノール体は尿中または糞便中に排泄．

ヒドロモルフォン経口剤

hydromorphone

■ナルサス®，ナルラピド®

Clinical Points

- がん疼痛の症状マネジメントとして使用される.
- 鎮痛効果と副作用において，モルヒネ，オキシコドン，ヒドロモルフォンは基本的に類似している（必要に応じてオピオイド・スイッチングを行う）.
- 外形が速放製剤は五角形，徐放製剤は円形であり，間違えないようにする.
- 大量投与・長期投与の場合，急激な減量・中止（オピオイド・スイッチング）により退薬症候が発現する危険性がある.

Drug Profile

- 主として μ オピオイド受容体に作用するオピオイドである.
- 鎮痛効力比はモルヒネの5倍である（経口モルヒネ 30 mg/日≒経口ヒドロモルフォン 6 mg/日）.
- 肝臓で主にグルクロン酸抱合を受け，大部分が尿中に排泄される.
- 代謝物である H3G（hydromorphone-3-glucuronide）に鎮痛作用はないが，モルヒネと同様にミオクローヌスなどの神経興奮作用がある.

分類

- オピオイド

剤形・規格単位

- ナルラピド®：速放錠剤（1 mg，2 mg，4 mg）［外形は五角形］
- ナルサス®：徐放錠剤（2 mg，6 mg，12 mg，24 mg）［外形は円形］

適応

中等度から高度のがん疼痛

禁忌

- 重篤な呼吸抑制のある患者［呼吸抑制の増強］
- 気管支喘息発作中の患者［気道分泌の抑制］
- 慢性肺疾患に続発する心不全の患者［呼吸抑制や循環不全を増強］
- 痙攣状態（てんかん重積症，破傷風，ストリキニーネ中毒）にある患者［脊髄の刺激効果が発現］
- 麻痺性イレウスの患者［消化管運動の抑制］
- 急性アルコール中毒の患者［呼吸抑制の増強］
- 出血性大腸炎の患者［腸管出血性大腸菌や赤痢菌などの重篤な細菌性下痢のある患者では，症状の悪化，治療期間の延長をきたす可能性］

用法・用量

1 徐放製剤（ナルサス®）

- 1 回 2 mg，1 日 1 回から開始
- 適宜増減（増量は 3〜5 割増，減量は 2〜3 割減）

2 速放製剤（ナルラピド®）

- レスキュー薬：経口ヒドロモルフォン 1 日量の 1/6（17%）〜1/4（25%）

主な副作用

便秘，悪心・嘔吐，傾眠，せん妄，呼吸抑制，麻痺性イレウス，排尿障害

相互作用

- クマリン系抗凝血薬（ワルファリン®）の出血傾向の増強
- 中枢神経抑制薬の併用により相加的に中枢神経抑制作用の増強
- 抗コリン作用のある薬剤の併用により抗コリン作用の増強

ヒドロモルフォン経口剤　209

薬物動態

- 生物学的利用率：30〜60%

- 効果発現時間　：30分（速放製剤）
　　　　　　　　　1〜2時間（24時間作用製剤）

- Tmax　　　　　：30〜60分（速放製剤）
　　　　　　　　　6〜8時間（24時間作用製剤）

- 半減期　　　　：4〜6時間（速放製剤）
　　　　　　　　　8〜10時間（24時間作用製剤）

- 作用時間　　　：4〜6時間（速放製剤）
　　　　　　　　　24時間（24時間作用製剤）

- 代謝　　　　　：主として肝臓でグルクロン酸抱合

- 排泄　　　　　：主に尿中

- 蛋白結合率　　：24〜30%

ヒドロモルフォン注射剤

hydromorphone injection

■ナルベイン®

Clinical Points

- 鎮痛効果と副作用において，モルヒネ，オキシコドン，ヒドロモルフォンは基本的に類似している．
- モルヒネ注射剤から本剤に変更する場合は 5：1 である（モルヒネ持続静注・持続皮下注入 10 mg/日≒ヒドロモルフォン持続静注・持続皮下注入 2 mg/日）．
- 副作用対策はモルヒネに準じて行う．
- 0.2％と 1％の 2 規格があるので，間違えないように注意する（カルテ記載や指示は mg 単位で行う）．

Drug Profile

- 主として μ オピオイド受容体に作用するオピオイドである．
- 代謝物である H3G（hydromorphone-3-glucuronide）に鎮痛作用はないが，モルヒネと同様にミオクローヌスなどの神経興奮作用がある．
- 配合変化は主にビタミン剤とビタミン剤を含有する高カロリー輸液である．
- 本剤の大量投与・長期投与の場合，急激な減量・中止により退薬症候が出現する危険性がある．

分類

- オピオイド

剤形・規格単位

- ナルベイン®：注射剤（2 mg/1 mL/管［0.2％］，20 mg/2 mL/管［1％］）

ヒドロモルフォン注射剤　211

適応

中等度から高度のがん疼痛

禁忌

- 重篤な呼吸抑制，重篤な慢性閉塞性肺疾患［呼吸抑制の悪化］
- 気管支喘息発作中［呼吸と気道分泌の抑制］
- 慢性肺疾患に続発する心不全［呼吸抑制や循環不全の増強］
- 痙攣状態（てんかん重積症，破傷風，ストリキニーネ中毒）［脊髄の刺激効果］
- 麻痺性イレウス［消化管運動の抑制］
- 急性アルコール中毒［呼吸抑制の増強］
- 出血性大腸炎［腸管出血性大腸菌や赤痢菌などの重篤な感染性下痢患者での症状の悪化・治療期間の延長］

用法・用量

1 オピオイド未使用患者

- 痛みの程度に応じて 0.5〜1 mg/日から開始
- 適宜増減（増量は 3〜5 割増，減量は 2〜3 割減）

2 先行オピオイドからの切り替え

　　　経口モルヒネ 30 mg/日
　　　≒モルヒネ持続静注・持続皮下注入 15 mg/日
　　　≒経口ヒドロモルフォン 6 mg/日（経口モルヒネ 1 日量の 1/5）
　　　≒ヒドロモルフォン持続静注・持続皮下注入 3 mg/日

- 添付文書上，モルヒネ注射剤 1 日量の 1/8，経口ヒドロモルフォン 1 日量の 1/5 となっているが，バイオアベイラビリティはモルヒネと同等であることから，本書では，モルヒネ注射薬の 1/5，経口ヒドロモルフォンの 1/2 とした．
- 適宜増減（増量は 3〜5 割増，減量は 2〜3 割減）
- レスキュー薬は持続静注・持続皮下注入 1 日量の 1/24 を 1 回量とする

主な副作用

便秘，悪心・嘔吐，眠気，せん妄，呼吸抑制，皮下刺入部の発赤・硬結

相互作用

- クマリン系抗凝血薬（ワルファリン®）の出血傾向の増強
- 中枢神経抑制薬の併用により相加的に中枢神経抑制作用の増強
- 抗コリン作用のある薬剤の併用により抗コリン作用の増強

薬物動態

- 半減期　　：2.5 時間（静注：急速単回投与）
　　　　　　　5 時間（皮下注：急速単回投与）
- 代謝　　　：主として肝臓でグルクロン酸抱合
- 排泄　　　：主に尿中

フェンタニル経皮吸収型製剤
（1日貼付型製剤）

fentanyl patch for one day

- フェントス®

Clinical Points

- 本剤の鎮痛効果は貼付面積に相関するため，剥がれていないか貼付状態を定期的に観察する．
- 開始時の鎮痛効果の発現には時間を要するため，適切なレスキュー薬を準備しておく．
- モルヒネ，オキシコドン，ヒドロモルフォンと比較して，便秘や悪心・嘔吐の出現率が低く程度も軽い．
- 他のオピオイドから本剤に切り替えた場合，先行オピオイドの退薬症候（あくび，悪心・嘔吐，下痢，不安，振戦，悪寒など）が出現することがある．先行オピオイドのレスキュー薬の使用により症状は速やかに消失する．
- 他のオピオイドの大量投与・長期投与の患者の場合，部分的（1/4〜1/3量）かつ段階的（3〜4回）にフェンタニル経皮吸収型製剤に切り替えるほうが安全である．
- 剝離後の半減期が長いことを理解したうえで対応する．

Drug Profile

- 主としてμオピオイド受容体に作用するオピオイドである．
- CYP3A4で代謝されるため，CYP3A4阻害作用やCYP3A4誘導作用のある併用薬剤に注意する．
- 経口モルヒネから本剤への切り替えは以下のとおりである．
  経口モルヒネ30 mg/日≒フェンタニル推定吸収量 0.3 mg/日

分類

- オピオイド

V　エッセンシャルドラッグ

剤形・規格単位

- フェントス®テープ：経皮吸収型製剤（0.5 mg，1 mg，2 mg，4 mg，6 mg，8 mg）
- ワンデュロ®パッチ；経皮吸収型製剤（0.84 mg，1.7 mg，3.4 mg，5 mg，6.7 mg）

適応

がん疼痛（中等度〜高度の痛み），慢性疼痛（中等度〜高度の痛み）

警告

- 貼付部位の温度が上昇すると，本剤の吸収量の増加による過量投与や死に至るおそれがある.
- 本剤貼付中は外部熱源への接触，熱い温度での入浴などを避ける.
- 発熱時には患者の状態を十分に観察し，副作用の出現に注意する.

用法・用量

定常状態における フェンタニル推定吸収量	0.3 mg/日	0.6 mg/日	1.2 mg/日	1.8 mg/日
デュロテップ®MTパッチ （3日貼付型製剤）	2.1 mg	4.2 mg	8.4 mg	12.6 mg
フェントス®テープ （1日貼付型製剤）	1 mg	2 mg	4 mg	6 mg
ワンデュロ®パッチ （1日貼付型製剤）	0.84 mg	1.7 mg	3.4 mg	5 mg

- 貼付剤は含有量が表示されているが，定常状態におけるフェンタニル推定吸収量が基準となる.
- 定常状態におけるフェンタニル推定吸収量を基に他のオピオイドから切り替えて使用する.
- 鎮痛効果は，経口モルヒネの約100倍，経口オキシコドンの約67倍である（経口モルヒネ30 mg/日≒経口オキシコドン20 mg/日≒フェンタニル推定吸収量0.3 mg/日）.
- 胸部，腹部，上腕部，大腿部などに貼付し，1日（24時間）ごとに

フェンタニル経皮吸収型製剤（1 日貼付型製剤）　215

貼り替えて使用する.
- 初回貼付用量は本剤貼付前に使用していたオピオイドの用法・用量を勘案して用量を選択する.
- 初回貼付後および増量後少なくとも 2 日間は増量を行わない.
- 貼付用量は患者の症状や状態により適宜増減する.
- レスキュー薬は，フェンタニル推定吸収量 0.6 mg/日においては次のとおりである.
    オプソ® 10 mg/回，アンペック® 坐剤 10 mg/回，オキノーム® 5 mg/回，注射剤モルヒネ 2.5 mg/回または注射剤フェンタニル 0.05 mg/回

主な副作用

　眠気，悪心・嘔吐，せん妄，呼吸抑制，貼付部位の掻痒感・発疹（まれ）

相互作用

- CYP3A4 阻害作用のある併用薬剤により本剤の血中濃度の上昇
- CYP3A4 誘導作用のある併用薬剤により本剤の血中濃度の低下
- 中枢神経抑制薬との併用により相加的に中枢神経抑制作用の増強
- セロトニン作動薬との併用によりセロトニン症候群の危険性の増加

薬物動態

- Tmax　　　　：20 時間
- 半減期　　　：20〜40 時間（剝離後）
- 代謝　　　　：CYP3A4 でノルフェンタニルに代謝
- 排泄　　　　：尿中に 75%（主にノルフェンタニル，未変化体は 6%），糞便中に 10%（未変化体は 1%）
- 蛋白結合率　：84〜90%

フェンタニル経皮吸収型製剤
（3 日貼付型製剤）
fentanyl patch for three days

■デュロテップ®

Clinical Points

- 本剤の鎮痛効果は貼付面積に相関するため，剥がれていないか貼付状態を定期的に観察する．
- 開始時の鎮痛効果の発現には時間を要するため，適切なレスキュー薬を準備しておく．
- 本剤はモルヒネ，オキシコドン，ヒドロモルフォンと比較して，便秘や悪心・嘔吐の出現率が低く程度も軽い．
- 他のオピオイドから本剤に切り替えた場合，先行オピオイドの退薬症候（あくび，悪心・嘔吐，下痢，不安，振戦，悪寒など）が出現することがある．先行オピオイドのレスキュー薬の使用により症状は速やかに消失する．
- 他のオピオイドの大量投与・長期投与の患者の場合，部分的（1/4〜1/3 量）かつ段階的（3〜4 回）にフェンタニル経皮吸収型製剤に切り替えるほうが安全である．
- 剥離後の半減期が長いことを理解したうえで対応する．

Drug Profile

- 本剤は主として μ オピオイド受容体に作用するオピオイドである．
- CYP3A4 で代謝されるため，CYP3A4 阻害作用や CYP3A4 誘導作用のある併用薬剤に注意する．
- 経口モルヒネから本剤への切り替えは以下のとおりである．
  経口モルヒネ 30 mg/日≒フェンタニル推定吸収量 0.3 mg/日

分類

- オピオイド

フェンタニル経皮吸収型製剤（3日貼付型製剤） 217

剤形・規格単位

- デュロテップ® MT パッチ；経皮吸収型製剤(2.1 mg, 4.2 mg, 8.4 mg, 12. 6 mg, 16.8 mg)

適応

がん疼痛（中等度～高度の痛み）, 慢性疼痛（中等度～高度の痛み）

警告

- 貼付部位の温度が上昇すると, 本剤の吸収量の増加による過量投与や死に至るおそれがある.
- 本剤貼付中は外部熱源への接触, 熱い温度での入浴などを避ける.
- 発熱時には患者の状態を十分に観察し, 副作用の出現に注意する.

用法・用量

定常状態における フェンタニル推定吸収量	0.3 mg/日	0.6 mg/日	1.2 mg/日	1.8 mg/日
デュロテップ® MT パッチ （3 日貼付型製剤）	2.1 mg	4.2 mg	8.4 mg	12.6 mg
フェントス® テープ （1 日貼付型製剤）	1 mg	2 mg	4 mg	6 mg
ワンデュロ® パッチ （1 日貼付型製剤）	0.84 mg	1.7 mg	3.4 mg	5 mg

- 貼付剤は含有量が表示されているが, 定常状態におけるフェンタニル推定吸収量が基準となる.
- 定常状態におけるフェンタニル推定吸収量を基に他のオピオイドから切り替えて使用する.
- 鎮痛効果は, 経口モルヒネの約 100 倍, 経口オキシコドンの約 67 倍である（経口モルヒネ 30 mg/日≒経口オキシコドン 20 mg/日≒フェンタニル推定吸収量 0.3 mg/日）.
- 胸部, 腹部, 上腕部, 大腿部などに貼付し, 1 日（24 時間）ごとに貼り替えて使用する.
- 初回貼付用量は本剤貼付前に使用していたオピオイドの用法・用量

を勘案して用量を選択する.
- 初回貼付後および増量後少なくとも 2 日間は増量を行わない.
- 貼付用量は患者の症状や状態により適宜増減する.
- レスキュー薬は,フェンタニル推定吸収量 0.6 mg/日においては次のとおりである.

　　オプソ® 10 mg/回,アンペック® 坐剤 10 mg/回,オキノーム®
　　5 mg/回,注射剤モルヒネ 2.5 mg/回または注射剤フェンタニル
　　0.05 mg/回

主な副作用

　眠気,悪心・嘔吐,せん妄,呼吸抑制,貼付部位の掻痒感・発疹（まれ）

相互作用

- CYP3A4 阻害作用のある併用薬剤により本剤の血中濃度の上昇
- CYP3A4 誘導作用のある併用薬剤により本剤の血中濃度の低下
- 中枢神経抑制薬との併用により相加的に中枢神経抑制作用の増強
- セロトニン作動薬との併用によりセロトニン症候群の危険性の増加

薬物動態

- 効果発現時間　：12 時間
- 作用時間　　　：72 時間
- Tmax　　　　：30～40 時間
- 半減期　　　　：20～30 時間（剥離後）
- 代謝　　　　　：CYP3A4 でノルフェンタニルに代謝
- 排泄　　　　　：尿中に 75％（主にノルフェンタニル,未変化体は 6％）,糞便中に 10％（未変化体は 1％）
- 蛋白結合率　　：84～90％

フェンタニル舌下錠

fentanyl citrate sublingual tablet

■アブストラル®

Clinical Points

- オピオイドを定期的に使用しているがん患者の突出痛に対して使用される.
- 舐めたり, 噛み砕いたり, 飲み込んだりせずに舌下投与する.
- 徐々に溶解し, 口腔粘膜から吸収される.
- 開始量は 100 μg であり, 定時投与のオピオイド投与量とは相関しない.
- 投与間隔は 2 時間以上あける(フェンタニルバッカル錠では, 4 時間以上あける).

Drug Profile

- 主として μ オピオイド受容体に作用するオピオイドである.
- 本剤は rapid onset opioid(ROO 製剤:即効性オピオイド)といわれる.
- CYP3A4 で代謝されるため, CYP3A4 阻害作用や CYP3A4 誘導作用のある併用薬剤に注意する.
- 鎮痛効果の発現はモルヒネやオキシコドンの速放製剤と比較してより早い(10 分).
- 粘膜吸着剤が配合されているため, 口中で溶解後は飲食が可能である.

分類

- オピオイド

剤形・規格単位

- アブストラル®:舌下錠剤(100 μg, 200 μg, 400 μg)

220　V　エッセンシャルドラッグ

適応

　強オピオイドを定時投与中のがん患者における突出痛の鎮痛（原則として経口モルヒネ 60 mg/日以上の換算量を使用中の患者）

警告

- 小児が誤って口に入れた場合，過量投与となり死に至るおそれがあることを患者などに説明し，必ず本剤を小児の手の届かないところに保管するよう指導する.

用法・用量

- 通常，成人には 1 回の突出痛に対して，フェンタニルとして 100 μg を開始用量として舌下投与する.
- 用量調節期に，症状に応じて，フェンタニルとして 1 回 100，200，300，400，600，800 μg の順に一段階ずつ適宜調節し，至適用量を決定する.
- 用量調節期に 1 回の突出痛に対してフェンタニルとして 1 回 100～600 μg のいずれかの用量で十分な鎮痛効果が得られない場合には，投与から 30 分後以降に同一用量までの本剤を 1 回のみ追加投与できる.
- 至適用量決定後の維持期には，1 回の突出痛に対して至適用量を 1 回投与することとし，1 回用量の上限はフェンタニルとして 800 μg とする.
- 用量調節期の追加投与を除き，前回の投与から 2 時間以上の投与間隔をあけ，1 日あたり 4 回以下の突出痛に対する投与に留める.

主な副作用

　眠気，悪心・嘔吐，めまい

相互作用

- CYP3A4 阻害作用のある併用薬剤により本剤の血中濃度の上昇
- キニジンによる P 糖蛋白および CYP3A4 に対する阻害作用により本剤の血中濃度の上昇
- CYP3A4 誘導作用のある併用薬剤により本剤の血中濃度の低下
- 中枢神経抑制薬との併用により相加的に中枢神経抑制作用の増強

フェンタニル舌下錠　221

• セロトニン作動薬との併用によりセロトニン症候群の危険性の増加

薬物動態

- 生物学的利用率 : 50%
- 効果発現時間　：10 分
- 作用時間　　　：1 時間ないしそれ以上
- Tmax　　　　：30〜60 分
- 半減期　　　　：12 時間
- 代謝　　　　　：主として CYP3A4 でノルフェンタニルに代謝
- 排泄　　　　　：72 時間までに 28〜36%が代謝物として尿中
　　　　　　　　　（1%が未変化体として排泄）
- 蛋白結合率　　：90%

フェンタニルバッカル錠

fentanyl citrate buccal tablet

■イーフェン®

Clinical Points

- オピオイドを定期的に使用しているがん患者の突出痛に対して使用される.
- 舐めたり,噛み砕いたり,飲み込んだりせずに,上顎臼歯の歯茎と頬の間に挿入する.
- 徐々に溶解し口腔粘膜から吸収される.
- 開始量は 50 μg または 100 μg であり,定時投与のオピオイド投与量とは相関しない.
- 投与間隔は 4 時間以上あける(フェンタニル舌下錠では,2 時間以上あける).

Drug Profile

- 主として μ オピオイド受容体に作用するオピオイドである.
- 本剤は rapid onset opioid(ROO 製剤:即効性オピオイド)といわれる.
- CYP3A4 で代謝されるため,CYP3A4 阻害作用や CYP3A4 誘導作用のある併用薬剤に注意する.
- 鎮痛効果の発現はモルヒネやオキシコドンの速放製剤と比較してより早い(10 分).

分類

- オピオイド

剤形・規格単位

- イーフェン®:バッカル錠剤(50 μg, 100 μg, 200 μg, 400 μg, 600 μg, 800 μg)

フェンタニルバッカル錠　223

適応

　強オピオイドを定時投与中のがん患者における突出痛の鎮痛（原則として経口モルヒネ 30 mg/日以上の換算量を使用中の患者）

警告

- 小児が誤って口に入れた場合，過量投与となり死に至るおそれがあることを患者などに説明し，必ず本剤を小児の手の届かないところに保管するよう指導する．

用法・用量

- 通常，成人には 1 回の突出痛に対して，フェンタニルとして 50 μg または 100 μg を開始用量とし，上顎臼歯の歯茎と頬の間で溶解させる．
- 用量調節期に，症状に応じて，フェンタニルとして 1 回 50 μg，100 μg，200 μg，400 μg，600 μg，800 μg の順に一段階ずつ適宜調節し，至適用量を決定する．
- 用量調節期に 1 回の突出痛に対してフェンタニルとして 1 回 50〜600 μg のいずれかの用量で十分な鎮痛効果が得られない場合には，投与から 30 分後以降に同一用量までの本剤を 1 回のみ追加投与できる．
- 至適用量決定後の維持期には，1 回の突出痛に対して至適用量を 1 回投与することとし，1 回用量の上限はフェンタニルとして 800 μg とする．
- 用量調節期の追加投与を除き，前回の投与から 4 時間以上の投与間隔をあけ，1 日当たり 4 回以下の突出痛に対する投与に留める．

主な副作用

　眠気，悪心・嘔吐，めまい

相互作用

- CYP3A4 阻害作用のある併用薬剤により本剤の血中濃度の上昇
- キニジンの P 糖蛋白および CYP3A4 に対する阻害作用により本剤の血中濃度の上昇
- CYP3A4 誘導作用のある併用薬剤により本剤の血中濃度の低下

224　Ⅴ　エッセンシャルドラッグ

- 中枢神経抑制薬との併用により相加的に中枢神経抑制作用の増強
- セロトニン作動薬との併用によりセロトニン症候群の危険性の増加

薬物動態

- 生物学的利用率：65%
- 効果発現時間　：10 分
- 作用時間　　　：2 時間ないしそれ以上
- Tmax　　　　：30～60 分
- 半減期　　　　：5～6 時間
- 代謝　　　　　：主として CYP3A4 でノルフェンタニルに代謝
- 排泄　　　　　：72 時間までに 70～80%が尿中，10%が糞便中
- 蛋白結合率　　：90%

フェンタニル注射剤
fentanyl injection

Clinical Points

- モルヒネ，オキシコドン，ヒドロモルフォンと比較して，便秘や悪心・嘔吐の出現率が低く，その程度も軽い．
- 持続静注・持続皮下注では，フェンタニル経皮吸収型製剤と比較して，より安定した鎮痛効果が得られる．
- 他のオピオイドから本剤に切り替えた場合，先行オピオイドの退薬症候（あくび，悪心・嘔吐，下痢，不安，振戦，悪寒など）が出現することがある．先行オピオイドのレスキュー薬の使用により症状は速やかに消失する．
- 注射剤は3規格あるので間違えないように注意する．

Drug Profile

- 主として μ オピオイド受容体に作用するオピオイドである．
- 経口モルヒネから本剤の持続静注・持続皮下注入への換算は以下のとおりである．
  経口モルヒネ 30 mg/日 ≒ フェンタニル持続静注・持続皮下注入 0.3 mg/日
- CYP3A4で代謝されるため，CYP3A4阻害作用やCYP3A4誘導作用のある併用薬剤に注意する．

分類

- オピオイド

剤形・規格単位

- フェンタニル注射剤（0.1 mg/2 mL/管，0.25 mg/5 mL/管，0.5 mg/10 mL/管）

226 **V** エッセンシャルドラッグ

適応

がん疼痛，激しい痛み（術後疼痛など）に対する鎮痛，全身麻酔，全身麻酔における鎮痛，局所麻酔における鎮痛の補助

警告

- 本剤の硬膜外投与・くも膜下投与は，これらの投与法に習熟した医師のみにより，本剤の投与が適切と判断される患者についてのみ実施する.

禁忌

- 注射部位またはその周辺に炎症［硬膜外投与・くも膜下投与による化膿性髄膜炎症状］
- 敗血症［硬膜外投与・くも膜下投与による敗血症性の髄膜炎］
- 中枢神経系疾患（髄膜炎，灰白脊髄炎，脊髄癆など）［くも膜下投与による病状の悪化］
- 脊髄・脊椎に結核，脊椎炎および転移性腫瘍などの活動性疾患［くも膜下投与による病状の悪化］
- 筋弛緩薬の使用が禁忌の患者［筋硬直による換気困難の場合，筋弛緩薬投与および人工呼吸などの処置が必要なため］
- 頭部外傷，脳腫瘍などによる昏睡状態のような呼吸抑制を起こしやすい患者［重篤な呼吸抑制］
- 痙攣の既往歴［麻酔導入中に痙攣］
- 喘息［気管支収縮］

用法・用量

1 オピオイドを使用していない場合

- がん疼痛に対して持続静注・持続皮下注する場合，フェンタニル0.1〜0.3 mg/日から開始
- 患者の症状に応じて適宜増減（増量は 3〜5 割増，減量は 2〜3 割減）

2 経口モルヒネ製剤から切り替える場合

- 経口モルヒネ 1 日量の 1/100 量から開始
  経口モルヒネ 30 mg/日≒フェンタニル持続静注・持続皮下注入0.3 mg/日

フェンタニル注射剤　227

- 患者の症状に応じて適宜増減（増量は 3～5 割増，減量は 2～3 割減）
- 持続静注の維持量は個人差が大きい．

3 レスキュー薬

- 持続静注・持続皮下注入の 1/24～1/12 量の早送り，あるいはフェンタニル注射剤を生理食塩液 50～100 mL に希釈して緩徐に点滴静注（持続反下注入の場合，0.5 mL 以上の早送りは皮下注部位に痛みを出現させるので行わない）

主な副作用

眠気，悪心・嘔吐，せん妄，呼吸抑制

相互作用

- CYP3A4 阻害作用のある併用薬剤により本剤の血中濃度の上昇
- キニジンによる P 糖蛋白および CYP3A4 に対する阻害作用により本剤の血中濃度の上昇
- CYP3A4 誘導作用のある併用薬剤により本剤の血中濃度の低下
- 中枢神経抑制薬との併用により相加的に中枢神経抑制作用の増強
- セロトニン作動薬の併用によりセロトニン症候群の危険性の増加

薬物動態

- 作用時間　　　：30～45 分間（静注時）
- 半減期　　　　：3～4 時間（静注時）
- 代謝　　　　　：主として肝代謝酵素 CYP3A4 でノルフェンタニルに代謝．ノルフェンタニルの薬理活性は臨床上ほとんどない．
- 排泄　　　　　：尿中にノルフェンタニルとして排泄

ブチルスコポラミン臭化物

scopolamine butylbromide

■ブスコパン®

📋 Clinical Points

- 腸閉塞による蠕動痛・悪心・嘔吐，死前喘鳴などの症状マネジメントに使用される.
- 気管，消化管，胆嚢，胆管，尿管，膀胱などの平滑筋の緊張を低下させる.
- 外分泌腺からの分泌を抑制する.
- 腸閉塞による蠕動痛や膀胱痛に対しては頓用投与，腸閉塞による悪心・嘔吐や死前喘鳴に対して持続的投与をする.
- 持続的投与の場合，便秘や尿閉に注意する.

💊 Drug Profile

- 抗ムスカリン作用がある抗コリン薬である.
- 副交感神経節後線維支配の効果器に存在するムスカリン性受容体と結合し，アセチルコリンの作用を遮断する.
- 鎮痙作用と分泌抑制作用がある.
- 血液脳関門を通過しない（せん妄の原因となりにくい）.

分類

- 鎮痙薬
- 分泌抑制薬

剤形・規格単位

- ブスコパン®：錠剤（10 mg），注射剤（20 mg/1 mL/管）

適応

腸閉塞による疝痛*，腸閉塞による悪心・嘔吐*，膀胱痙攣*，流涎（唾液分泌増加）*，気道分泌過多*，次の疾患における痙攣ならびに運動機能亢進〔胃・十二指腸潰瘍，食道痙攣，幽門痙攣，胃炎，腸炎，腸疝痛，痙攣性便秘，機能性下痢，胆嚢・胆管炎，胆石症，胆道ジスキネジー，胃・胆嚢切除後の後遺症，尿路結石症，膀胱炎，月経困難症，器具挿入による尿道・膀胱痙攣（注射剤），分娩時の子宮下部痙攣（注射剤）〕，消化管のＸ線および内視鏡検査の前処置（注射剤）

禁忌

- 出血性大腸炎〔腸管出血性大腸菌や赤痢菌などの重篤な細菌性下痢の症状の悪化，治療期間の延長〕
- 急性狭隅角緑内障〔眼内圧上昇による症状の悪化〕
- 前立腺肥大による排尿障害〔排尿障害の悪化〕
- 重篤な心疾患〔心拍数の増加による症状の悪化〕
- 麻痺性イレウス〔消化管運動の抑制による症状の悪化〕

用法・用量

1 腸閉塞による疝痛，膀胱痙攣
1）間欠的投与
- 1 回 10～20 mg，静注（適宜増減）

2）持続的投与
- 持続静注・持続皮下注入 40～120 mg/日

2 腸閉塞による悪心・嘔吐（腸液分泌抑制）
- 持続静注・持続皮下注入 40～120 mg/日

3 流涎（唾液分泌抑制），気道分泌過多（気道分泌抑制）
- 持続静注・持続皮下注入 20～120 mg/日

4 その他
1）経口剤
- 1 回 10～20 mg，1 日 3～5 回（適宜増減）

2）注射剤
- 1 回 10～20 mg，静注，皮下注，筋注（適宜増減）

---

*保険適用はないが，緩和ケア領域で薬剤が使用される症状，用法・用量

主な副作用

口渇，便秘，眼の調節障害，鼓腸，排尿障害，心悸亢進，顔面紅潮，頭痛，めまい

相互作用

- ドパミン拮抗薬の併用により併用薬剤の消化管運動亢進作用の減弱
- 抗コリン薬の併用により相加的に抗コリン作用の増強

薬物動態

- 効果発現時間 ：20〜30 分（経口），3〜5 分（静注），8〜10 分（皮下，筋注）
- 作用時間 ：2〜6 時間（静注）
- Tmax ：1〜2 時間（経口）
- 半減期 ：5〜6 時間
- 代謝 ：肝臓で代謝

ブプレノルフィン

buprenorphine

■レペタン®

Clinical Points

- 軽度～中等度の痛みに有効であり，他のオピオイドの代替薬として使用する
- 副作用はモルヒネに比較して軽度である．
- 経皮吸収型製剤（ノルスパン®テープ）は，変形性関節症・腰痛症による慢性疼痛のみに適応がある．

Drug Profile

- μ受容体に対しては部分アゴニスト，κ受容体に対してはアンタゴニストとして作用するオピオイドである．
- 鎮痛効力比はモルヒネの30～70倍である．
- 持続静注・持続皮下注入において2mg/日以上では天井効果（ceiling effect）がみられる．
- オピオイド拮抗薬であるナロキソンで拮抗されにくい．

分類

- オピオイド

剤形・規格単位

- レペタン®；注射剤（0.2 mg/1 mL/管，0.3 mg/1.5 mL/管），坐剤（0.2 mg，0.4 mg）

適応

がん疼痛，術後痛，心筋梗塞症による痛み，麻酔補助（注射剤）

禁忌

- 重篤な呼吸抑制状態および肺機能障害［呼吸抑制の増強］

232　Ⅴ エッセンシャルドラッグ

- 重篤な肝機能障害［代謝遅延や作用の増強］
- 頭部傷害，脳病変による意識混濁［呼吸抑制や頭蓋内圧の上昇］
- 頭蓋内圧上昇［頭蓋内圧の上昇］
- 妊婦・妊娠の可能性のある婦人［大量投与による新生児の禁断症状，動物実験で出生児の生存率の低下および体重増加の抑制］
- 直腸炎，直腸出血，著明な痔核（坐剤）

用法・用量

1 持続静注・持続皮下注入
- 0.2〜0.4 mg/日から開始
- 適宜増減（増量は 3〜5 割増，減量は 2〜3 割減）
- 最大投与量は 2 mg/日

2 直腸内投与
- 1 回 0.1〜0.2 mg，1 日 3 回（8 時間ごと）から開始
- 適宜増減（増量は 3〜5 割増，減量は 2〜3 割減）

3 舌下投与*
- 原液を舌下に投与し 5 分間保持
- 注射剤 1 回 0.1〜0.2 mg（0.5〜1 mL），1 日 3 回（8 時間ごと）から開始
- 適宜増減（増量は 3〜5 割増，減量は 2〜3 割減）

主な副作用

眠気，悪心・嘔吐，便秘，せん妄，呼吸抑制

相互作用

- 中枢神経抑制薬の併用により相加的に中枢神経抑制作用の増強
- CYP3A4 阻害作用のある併用薬剤により本剤の血中濃度の上昇
- CYP3A4 誘導作用のある併用薬剤により本剤の血中濃度の低下

薬物動態

- 作用時間　　：6〜9 時間（坐剤）
- Tmax　　　：2 時間（坐剤）

---

*保険適用はないが，緩和ケア領域で薬剤が使用される症状，用法・用量

ブプレノルフィン　233

- 半減期　　　：2.5～3 時間（静注）
- 代謝　　　　：主として肝臓でグルクロン酸抱合，主な代謝酵素は CYP3A4
- 排泄　　　　：胆汁を介して糞便中に排泄（70%），残りは尿中に排泄

フルニトラゼパム

flunitrazepam

■サイレース®

Clinical Points

- 本剤の経口剤は入眠障害・中途覚醒・早朝覚醒の不眠症に選択される.
- 作用時間が長いため,持ち越し効果(効果が翌朝まで残ること)が生じることがある.
- 注射剤は呼吸管理の可能な施設での使用に限定されている.
- 注射剤を使用する場合,ベンゾジアゼピン受容体拮抗薬であるフルマゼニル(アネキセート®)を準備しておく.

Drug Profile

- ベンゾジアゼピン系薬である.
- 半減期から中間型の睡眠導入薬に分類される.
- 代謝物に活性がある.
- 急速静注あるいは細い静脈内に注射した場合,血栓性静脈炎を起こす危険性がある.
- 動注(末梢の壊死の危険性)や筋注(局所障害の危険性)は行わない.

分類

- 睡眠薬

剤形・規格単位

- サイレース®:錠剤(1 mg,2 mg),注射剤(2 mg/1 mL/管)

適応

不眠症(錠剤),麻酔前投薬(錠剤),全身麻酔の導入(注射剤),局所麻酔時の鎮静(注射剤)

フルニトラゼパム　235

禁忌

- 急性狭隅角緑内障［眼圧上昇による症状の悪化］
- 重症筋無力症［筋弛緩作用による症状の悪化］

用法・用量

1 経口剤

- 1 回 0.5～2 mg　就寝前または手術前（適宜増減）
- 高齢者は 1 回 1 mg を超えないこと

2 注射剤

- 注射用水で 2 倍以上（1 mg/mL 以下）に希釈し緩徐に静注（1 mg を 1 分以上）
- 全身麻酔の導入としては 0.02～0.03 mg/kg（適宜増減）
- 局所麻酔時の鎮静としては 0.01～0.03 mg/kg（適宜増減）

主な副作用

1 経口剤

ふらつき，眠気，頭痛，倦怠感

2 注射剤

呼吸抑制，舌根沈下，無呼吸，血圧低下，覚醒困難

相互作用

- 中枢神経抑制薬との併用により相加的に中枢神経抑制作用の増強
- CYP3A4 阻害作用のある併用薬剤により本剤の血中濃度の上昇
- CYP3A4 誘導作用のある併用薬剤により本剤の血中濃度の低下

薬物動態

- 生体内利率　　：85%（経口剤）
- 効果発現時間　：30 分（経口剤）
- Tmax　　　　：1～2 時間（経口剤）
- 半減期　　　　：7～25 時間（経口剤）
- 代謝　　　　　：CYP3A4 にて代謝
- 排泄　　　　　：主に尿中

フルルビプロフェン
flurbiprofen

■ロピオン®

Clinical Points

- 内服ができない患者における解熱・鎮痛目的に使用する.
- 1日1〜3回で使用する.
- 注射剤であり胃に対する直接刺激作用はない.
- 静注として使用する(筋注しない).
- 経口投与が可能になれば本剤の投与を中止し,他の経口投与に切り替える.

Drug Profile

- プロピオン酸系の非ステロイド性抗炎症薬である.
- 速効性リポ化製剤であり,静注後,速やかに血中エステラーゼにより加水分解されフルルビプロフェンになる.
- COX(cyclooxygenase)-1 と COX-2 の阻害活性は同等である.

分類

- 非ステロイド性抗炎症薬

剤形・規格単位

- ロピオン®;注射剤(50 mg/5 mL/管)

適応

術後・各種がんにおける鎮痛,解熱*

禁忌

- 消化性潰瘍 [胃血流量の減少による消化性潰瘍の悪化]

---

*保険適用はないが,緩和ケア領域で薬剤が使用される症状,用法・用量

フルルビプロフェン　237

- 重篤な血液異常［血液異常の悪化］
- 重篤な肝障害［肝障害の悪化］
- 重篤な腎障害［腎血流量の低下による腎障害の悪化］
- 重篤な心機能不全［ナトリウム・水分貯留による心機能不全の悪化］
- 重篤な高血圧症［ナトリウム・水分貯留による血圧の上昇］
- アスピリン喘息またはその既往歴［COX の活性阻害による喘息の誘発］
- 妊娠後期の婦人［動物実験で分娩障害や胎児の動脈管収縮の報告］
- ロメフロキサシン（バレオン®），ノルフロキサシン（バクシダール®），プルリフロキサシン（スオード®）の投与中［併用薬剤のGABA 阻害作用による痙攣］

用法・用量

- 1 回 50 mg を 1 分以上かけて緩徐に静脈内投与（必要に応じ反復投与）

主な副作用

悪心・嘔吐，下痢，熱感，肝機能障害，注射部位の痛み

相互作用

- CYP2C9 阻害作用のある併用薬剤により本剤の血中濃度の上昇
- クマリン系抗凝血剤（ワルファリン®）の出血傾向の増強
- 本剤の腎血流減少作用により腎排泄型の併用薬剤の腎排泄量の減少
- 本剤のナトリウム・水分貯留作用によりチアジド系利尿降圧薬・ループ利尿薬の作用減弱
- ニューキノロン系抗菌薬の GABA 阻害作用の増強による痙攣
- コルチコステロイドの併用により消化器系副作用（消化性潰瘍，消化管出血など）の相加的な増強

薬物動態

- Tmax　　　　：6〜8 分（静注時）
- 半減期　　　：5〜6 時間

V エッセンシャルドラッグ

- 代謝 ：フルルビプロフェンアキセチルは血中エステ
  ラーゼによりフルルビプロフェンに代謝.
  フルルビプロフェンは CYP2C9 により代謝.
- 排泄 ：主に尿中
- 蛋白結合率 ：99%

プレガバリン

pregabalin

■リリカ®

Clinical Points

- ガバペンチンと比較して鎮痛補助薬として同等の効果がある.
- ガバペンチンと比較して生物学的利用率が高く, 作用持続時間も長い.
- 投与開始時に眠気とめまいが出現しやすいため少量（25〜50 mg/日）から開始する.
- 投与量に幅があり, 数日ごとに時間をかけながら増量する.
- 中止する場合は 1 週間かけて徐々に減量する. 急な中止は, 不安, 不眠, 悪心, 痛み, 発汗が出現する危険性がある.

Drug Profile

- ガバペンチン誘導体であり, 神経障害性疼痛の治療薬と位置付けられている.
- 電位依存性カルシウムチャネルの $\alpha_2\delta$ サブユニットに結合し, カルシウムの流入を抑制する.
- 脳内 GABA 量を増加させ, GABA トランスポーターを活性化させる.
- 構造は GABA に類似しているが, GABA 受容体への直接作用はない.
- ほとんど代謝を受けず, 腎臓から排泄される.
- 代謝酵素を誘導しないため, 相互作用はほとんどない.

分類

- ガバペンチン誘導体（gabapentinoid）

剤形・規格単位

- リリカ®：カプセル（25 mg, 75 mg, 150 mg）, OD 錠（25 mg, 75 mg,

150 mg)

適応
神経障害性疼痛，線維筋痛症に伴う疼痛，悪性腫瘍による骨痛*，全般性不安障害*

用法・用量
- 1 回 25 mg，1 日 1～2 回，または 1 回 75 mg，1 日 1 回から開始
- 鎮痛効果と副作用をみながら 3～7 日ごとに適宜増減
- 例 1（25 mg カプセルと 75 mg カプセルを併用する場合）：25 mg/日⇄50 mg/日⇄100 mg/日⇄150 mg/日⇄200 mg/日⇄300 mg/日⇄……
- 例 2（75mg カプセルのみの場合）：75 mg/日⇄150 mg/日⇄225 mg/日⇄300 mg/日⇄……

腎機能低下時のプレガバリンの投与量

クレアチニンクリアランス（mL/分）	60 以上	30 以上～60 未満	15 以上～30 未満	15 未満
投与量(mg/日)	150～600	75～300	25～150	25～75
投与回数	1 日 2 回	1 日 2 回	1 日 1～2 回	1 日 1 回～2 日に 1 回

主な副作用
眠気，意識消失，浮腫，霧視，倦怠感，浮動性めまい

相互作用
- 中枢神経抑制薬との併用により相加的に中枢神経抑制作用の増強
- 血管浮腫を引き起こす薬剤との併用により相加的に顔面・口・頸部などの血管浮腫

*保険適用はないが，緩和ケア領域で薬剤が使用される症状，用法・用量

プレガバリン　241

• 末梢性浮腫を引き起こす薬剤との併用により相加的に末梢性浮腫，体重増加，体液貯留

薬物動態

• 生物学的利用率：90%以上
• 効果発現時間　：24 時間以内（神経障害性疼痛の場合）
• 作用時間　　　：12 時間以上
• Tmax　　　　：1 時間(0.7〜1.2 時間)
• 半減期　　　　：6 時間(5〜9 時間)
• 代謝　　　　　：ほとんど代謝を受けない．肝薬物代謝酵素の誘導・阻害作用をもたない
• 排泄　　　　　：未変化体としてほとんど尿中へ排泄(84〜98%)
• 蛋白結合率　　：ほとんどない

プレドニゾロン

prednisolone

■プレドニン®

Clinical Points

- がん患者における痛み，食欲不振，倦怠感，悪心・嘔吐，腸閉塞，転移性脳腫瘍（脳浮腫），脊髄圧迫の症状マネジメントとして使用される．
- ①全身作用（がん患者の食欲不振・倦怠感の改善），②局所作用（腫瘍周囲の浮腫・炎症・圧迫の減少，鎮痛作用の増強）がある．
- 投与方法には，①漸減法（最大投与量から開始し，徐々に減量・維持・中止する方法），②漸増法（最少量から開始し徐々に増量する方法）があり，患者の症状，全身状態，生命予後を総合的に評価して選択する．
- 投与後7日目に期待する効果がみられなければ中止する（この場合の突然中止は可能）．
- 2週間以上の連用後に投与を突然中止すると，発熱，頭痛，食欲不振，脱力感，筋肉痛，関節痛，ショックなどの離脱症状が出現することがある．
- 副作用はコルチコステロイドの総投与量と相関するので，開始時期と投与方法を検討する．

Drug Profile

- 抗炎症作用，抗アレルギー作用，免疫抑制作用，広範囲にわたる代謝作用がある合成副腎皮質ステロイド製剤である．
- 糖質コルチコイド作用の力価はヒドロコルチゾンを1とすると，プレドニゾロンは4，ベタメタゾンとデキサメタゾンは25〜30となる（プレドニゾロン5mg/日≒デキサメタゾン0.5〜1mg/日≒ベタメタゾン0.5〜1mg/日）．

プレドニゾロン　243

- フッ素基をもたないプレドニゾロンやメチルプレドニゾロンのほうが，フッ素基をもつベタメタゾンやデキサメタゾンと比較してミオパチーは起こりにくい．

分類
- 副腎皮質ステロイド（コルチコステロイド）

剤形・規格単位
- プレドニン®；錠剤（5 mg），注射剤（10 mg/管，20 mg/管，50 mg/管）
- プレドニゾロン；錠剤（1 mg，5 mg），散剤（10 mg/1 g）

適応
　重症消耗性疾患（がん終末期）の全身状態の改善，がん悪液質に伴う食欲不振・倦怠感*，頭蓋内圧亢進*，脊髄圧迫*，神経圧迫*，骨転移*，腫瘍熱*，上大静脈症候群*，放射線肺臓炎，がん性リンパ管症*，がん性胸膜炎*，がん性腹膜炎*，肝被膜の伸展に伴う痛み*，悪心・嘔吐*，腸閉塞*

用法・用量
緩和ケアにおける投与量（目安）

症状	プレドニゾロン投与量	デキサメタゾン投与量
食欲不振，倦怠感，悪心・嘔吐，骨転移	10〜30 mg/日	1〜4 mg/日
神経圧迫，腸閉塞，放射線肺臓炎	30〜60 mg/日	4〜8 mg/日
頭蓋内圧亢進，脊髄圧迫，上大静脈症候群	60〜120 mg/日	8〜16 mg/日

1 非緊急時や生命予後が数カ月以内の場合
- 1 回 10〜15 mg，1 日 1 回（朝）から開始
- 効果をみながら徐々に増量

*保険適用はないが，緩和ケア領域で薬剤が使用される症状，用法・用量

- 1 日 1 回（朝）あるいは 1 日 2 回（朝，昼）（漸増法）

2 緊急時（頭蓋内圧亢進，脊髄圧迫，上大静脈症候群）や生命予後が 1 カ月以内の場合

- 60 mg/日以上から開始
- 効果をみながら徐々に減量
- 必要最小限の投与量で維持（漸減法）

▌主な副作用

　口腔内カンジダ症，活動性亢進，消化性潰瘍，高血糖，精神変調，気分高揚，意欲亢進，抑うつ，満月様顔貌，不眠，斑状出血，ミオパチー，骨粗鬆症

▌相互作用

- CYP3A4 阻害作用のある併用薬剤により本剤の血中濃度の上昇
- CYP3A4 誘導作用のある併用薬剤により本剤の血中濃度の低下
- 血糖降下薬の作用減弱
- 抗凝血薬の作用減弱
- サリチル酸系薬の作用減弱
- 利尿薬（カリウム保持性利尿薬を除く）の併用により低カリウム血症の危険性
- 活性型ビタミン D_3 製剤の併用により高カルシウム血症の危険性
- 非脱分極性筋弛緩薬の長期併用により機序不明の筋弛緩作用の減弱または増強

プレドニゾロン　245

薬物動態

	ヒドロコルチゾン	プレドニゾロン	デキサメタゾン	ベタメタゾン
抗炎症作用	1	4	25～30	25～30
対応量	20 mg	5 mg	0.5～1 mg	0.5～1 mg
ナトリウム貯留	1	0.25	<0.01	<0.01
生物学的利用率	96%	75～85%	78%	98%
Tmax	—	1 時間(経口)	1～2 時間(経口)	—
血中半減期	1.5 時間	3～4 時間	5～6 時間	5～6 時間
生物学的半減期	8～12 時間	12～36 時間	36～54 時間	36～54 時間
分類(作用時間)	短時間型	短時間型	長時間型	長時間型

- 代謝　　　　：肝臓において CYP3A4 により代謝. また, CYP3A4 の誘導作用をもつ.
- 排泄　　　　：主に尿中
- 蛋白結合率　：90～95%

プロクロルペラジン

prochlorperazine

■ノバミン®

Clinical Points

- 本剤は，オピオイドによる悪心・嘔吐の制吐薬として使用するが，予防投与は原則としてしない．
- アカシジア（静座不能）などの錐体外路症状の副作用に注意する．
- 筋注は避ける（局所の痛み，発赤，腫脹，硬結などの原因となる）．
- 局所刺激が強いため持続皮下注入として使用しない．

Drug Profile

- フェノチアジン系の定型抗精神病薬である．
- ドパミン D_2 受容体遮断作用と H_1 受容体拮抗作用，ノルアドレナリン受容体遮断作用，セロトニン受容体遮断作用，ムスカリン受容体拮抗作用がある．
- 延髄最後野にある化学受容器引金帯（chemoreceptor trigger zone：CTZ）に作用し，悪心・嘔吐を改善する．
- クロルプロマジンと比較して制吐作用は 4～5 倍，鎮静作用は 1/2 である．

分類

- 定型抗精神病薬
- 制吐薬

剤形・規格単位

- ノバミン®：錠剤（5 mg）．注射剤（5 mg/1 mL/管）

プロクロルペラジン　247

適応

術前・術後などの悪心・嘔吐，統合失調症（錠剤のみ），乗り物酔い*，めまい*

禁忌

- 昏睡状態，循環虚脱状態［これらの状態の悪化］
- バルビツール酸系薬・麻酔薬などの中枢神経抑制薬の強い影響下にある患者［中枢神経抑制薬の作用の延長と増強］
- アドレナリンを投与中の患者（アドレナリンをアナフィラキシーの救急治療に使用する場合を除く）［アドレナリン作用の逆転による血圧降下］

用法・用量

1 悪心・嘔吐*
1）経口投与
- 1回5mg，1日2～4回
- 必要に応じて1回10mg，1日3回まで増量
2）点滴静注*
- 1回5mg，1日2～3回
2 統合失調症
- 1回5～15mg，1日3回

主な副作用

眠気，口渇，起立性低血圧，アカシジア，パーキンソン症候群，ジスキネジア

相互作用

- 抗コリン薬の併用により相加的に抗コリン作用の増強
- 中枢神経抑制薬の併用により相加的に中枢神経抑制作用の増強
- 降圧薬の併用により相加的に降圧作用の増強
- ドパミン作動薬の併用により本剤のドパミン作動性神経における作用拮抗により併用薬剤の作用減弱

---

*保険適用はないが，緩和ケア領域で薬剤が使用される症状，用法・用量

248　Ⅴ　エッセンシャルドラッグ

- 抗ドパミン作用のある併用薬剤により相加的に内分泌機能異常，
錐体外路症状
- 有機リン殺虫剤との接触により相加的にコリンエステラーゼ阻害作用の増強
- リチウム（リーマス®）の併用により心電図変化，重症の錐体外路症状，持続性のジスキネジア，特発性の悪性症候群，非可逆性の脳障害

薬物動態

- 効果発現時間　：1時間
- Tmax　　　　　：4〜6時間
- 半減期　　　　：8時間
- 代謝　　　　　：肝臓でS-オキサイド，3位と7位の水酸化物，そのグルクロン酸抱合体，N-脱メチル体などに代謝
- 排泄　　　　　：尿中および糞便中に排泄

フロセミド

furosemide

■ラシックス®

Clinical Points

- 本剤の利尿効果は急激に発現することがあるので，少量から開始する．
- 作用時間はアゾセミド(9～12時間)と比較して短い(6～8時間)．
- 腎血流量や糸球体濾過値を減少させないので，腎障害時でも使用可能である．
- 腹水の治療では，スピロノラクトンの併用がより効果的である．
- 連用する場合，電解質異常などの副作用に注意する．

Drug Profile

- ループ利尿薬である．
- ヘンレ係蹄上行脚髄質部に作用して，ナトリウムとクロールの再吸収を抑制して利尿作用を示す．
- 利尿作用が強力であるが，降圧作用は弱い．

分類

- 利尿薬

剤形・規格単位

- ラシックス®：錠剤(10 mg，20 mg，40 mg)，細粒(40 mg/1 g)，注射剤(20 mg/2 mL/管，100 mg/10 mL/管)

適応

腹水*，高血圧症(本態性，腎性など)，悪性高血圧，心性浮腫

---

*保険適用はないが，緩和ケア領域で薬剤が使用される症状，用法・用量

（うっ血性心不全），腎性浮腫，肝性浮腫，月経前緊張症，末梢血管障害による浮腫，尿路結石排出促進，脳浮腫（注射剤）

禁忌
- 無尿［本剤の効果が期待できない］
- 肝性昏睡［低カリウム血症のアルカローシスの悪化による肝性昏睡の悪化］
- 体液中のナトリウム，カリウムが明らかに減少している患者［電解質異常の出現］
- スルホンアミド系抗菌薬に対し過敏症の既往歴

用法・用量
1 経口投与
- 1 回 20〜40 mg，1 日 1 回朝（適宜増減）
- 高齢者や衰弱患者では少量から開始
- 反応をみながら 1 回 80 mg，1 日 1 回朝に増量
2 静注
- 1 回 20 mg，1 日 1〜2 回（適宜増減）
- 腎不全の場合はさらに大量に使用

主な副作用
　低カリウム血症，低ナトリウム血症，代謝性アルカローシス，口渇，脱力感，倦怠感，起立性低血圧，聴覚障害

相互作用
- 降圧薬の併用により相加的に血圧低下
- 他の利尿薬の併用により利尿効果の増強
- カリウムやナトリウムの低下を起こす薬剤の併用により相加的に低カリウム血症や低ナトリウム血症
- 昇圧アミンの併用により昇圧アミン作用の減弱（血管壁の反応性低下）
- 糖尿病治療薬の作用の減弱
- 尿酸排泄促進薬の作用の抑制
- アミノグリコシド系抗菌薬により永続的な難聴などの聴覚障害（内耳外有毛細胞内の併用薬剤濃度の上昇と壊死）

フロセミド　251

- アミノグリコシド系抗菌薬の再吸収増加により腎毒性の増強
- 非ステロイド性抗炎症薬の併用により本剤の利尿作用の減弱
- カルバマゼピンの併用によりナトリウム排泄作用の増強（低ナトリウム血症）
- サリチル酸系薬の毒性の出現
- ジギタリス製剤の併用により心収縮力の増強と不整脈
- シクロスポリンの併用により痛風性関節炎
- シスプラチンの作用により永続的な難聴などの聴覚障害
- セファロチンの再吸収の増加により腎毒性の増強
- リチウムの再吸収の増加による併用薬剤の毒性の増強

薬物動態

- 生物学的利用率：60〜70％（経口）
- 効果発現時間　：1 時間以内（経口），2〜5 分（静注）
- 作用時間　　　：6〜8 時間（経口），2〜3 時間（静注）
- Tmax　　　　：1〜2 時間（経口），30 分（静注）
- 半減期　　　　：0.5〜2 時間（経口），30 分（静注）
- 代謝　　　　　：肝臓で一部グルクロン酸抱合
- 排泄　　　　　：主に尿中に未変化体として排泄
- 蛋白結合率　　：91〜99％

ブロマゼパム

bromazepam

■レキソタン®, セニラン®

Clinical Points

- 難治性嘔吐, 予測性嘔吐, 呼吸困難などの症状マネジメントに使用される.
- 抗不安効果が強力であり, 作用時間も比較的長い(中間型).
- 内服薬の使用が困難な患者の不眠症に対して, 本剤の坐剤が睡眠薬や鎮静薬として使用できる.
- 認知機能に影響を与えることがあるので, 安易にかつ長期間に使用しない.

Drug Profile

- ベンゾジアゼピン系抗不安薬である.
- 抗不安作用以外に鎮静作用, 筋弛緩作用, 抗痙攣作用がある.
- 蛋白結合率が高いので, 血清アルブミン値が低い栄養状態不良な患者では効果が強く出現することがある.
- 継続投与している患者では, 急な中止により退薬症候が出現することがある.

分類

- 抗不安薬

剤形・規格単位

- レキソタン®；錠剤(1 mg, 2 mg, 5 mg), 細粒(10 mg/1 g)
- セニラン®；錠剤(1 mg, 2 mg, 3 mg, 5 mg), 細粒(10 mg/1 g), 坐剤(3 mg)

ブロマゼパム　253

適応

難治性嘔吐*，予測性嘔吐*，呼吸困難*，神経症（不安，緊張，抑うつ，強迫，恐怖），うつ病（不安，緊張），心身症（身体症状，不安，緊張，抑うつ，睡眠障害），麻酔前投薬（坐剤のみ適応）

禁忌

- 急性狭隅角緑内障［抗コリン作用による眼圧上昇］
- 重症筋無力症［筋弛緩作用による症状の悪化］

用法・用量

1 心身症

- 1回1～2 mg，1日2～3回（適宜増減）

2 神経症，うつ病

- 1回3～5 mg，1日2～3回（適宜増減）

3 坐剤（麻酔前投薬）

- 1回3 mg，1日1回術前夜または手術前

主な副作用

眠気，ふらつき，めまい，疲労感，脱力感，食欲不振，口渇

相互作用

- 中枢神経抑制薬との併用により相加的に中枢神経抑制作用の増強
- シメチジンにより本剤の血中濃度の上昇
- クロルジアゼポキシド（コントロール®）の併用により機序不明の舞踏病の出現

薬物動態

- 作用時間　　：12～24 時間
- Tmax　　　：1～2 時間
- 半減期　　　：20～30 時間
- 代謝　　　　：水酸化を受け，その後グルクロン酸抱合

*保険適用はないが，緩和ケア領域で薬剤が使用される症状，用法・用量

V エッセンシャルドラッグ

- 排泄　　　　：主に尿中に排泄（70〜80%）
- 蛋白結合率　：70%

プロメタジン

promethazine

■ヒベルナ®，ピレチア®

Clinical Points

- 制吐薬，薬剤性パーキンソニズムの予防薬・治療薬として使用される．
- オピオイドによる悪心・嘔吐に対してプロクロルペラジン，オランザピン，ハロペリドールなどが無効な場合に本剤を選択する．
- 抗コリン作用による眠気，口渇，尿閉に注意する．
- 内服できない患者では，注射剤を点滴静注することが可能である．

Drug Profile

- 第一世代のフェノチアジン系の抗ヒスタミン薬である（副作用としての眠気が強い）．
- 抗ヒスタミン作用，抗コリン作用，抗アナフィラキシー作用，抗パーキンソン作用，中枢神経抑制作用がある．
- 動揺病やメニエール症候群などの前庭機能障害による悪心・嘔吐に有効である．
- 筋注により局所の発赤，発熱，腫脹，壊死，化膿などがみられることがある．

分類

- 抗ヒスタミン薬

剤形・規格単位

- ピレチア®；錠剤（5 mg，25 mg），細粒（100 mg/1 g）
- ヒベルナ®；錠剤（5 mg，25 mg），散剤（100 mg/1 g），注射剤（25 mg/1 mL/管）

V エッセンシャルドラッグ

適応

悪心・嘔吐*，動揺病(乗物酔い)，パーキンソニズム，振戦麻痺，麻酔前投薬，上気道炎に伴うくしゃみ・鼻汁・咳嗽，アレルギー性鼻炎，枯草熱，血管運動性浮腫，皮膚疾患に伴う掻痒，蕁麻疹

禁忌

- 昏睡状態［昏睡状態の悪化］
- バルビツール酸系薬・麻酔薬などの中枢神経抑制薬の強い影響下にある患者［中枢神経抑制薬の作用の延長・増強］
- 急性狭隅角緑内障［眼圧の上昇］
- 前立腺肥大など下部尿路に閉塞性疾患［排尿困難の悪化］
- 2歳未満の乳幼児［致死的な呼吸抑制］

用法・用量

1 経口投与
- 1回5〜25 mg，1日1〜4回(適宜増減)

2 点滴静注*(15〜30分間かける)
- 1回12.5〜25 mg，1日1〜2回(適宜増減)

主な副作用

眠気，めまい，口渇，頭痛，倦怠感

相互作用

- 中枢神経抑制薬の併用により相加的に中枢神経抑制作用の増強
- 降圧薬の併用により血圧低下
- 抗コリン薬の併用により相加的に抗コリン作用の増強

薬物動態

- 生物学的利用率：25%
- 作用時間　　：2〜6時間
- Tmax　　　：2〜4時間(経口)，2〜4時間(筋注)

---

*保険適用はないが，緩和ケア領域で薬剤が使用される症状，用法・用量

プロメタジン　257

- 半減期　　　：12〜14 時間（経口），8〜12 時間（筋注）
- 代謝　　　　：主に肝代謝酵素 CYP2D6 による．N-脱メチル化，水酸化，S-酸化
- 排泄　　　　：主に尿中
- 蛋白結合率　：76〜80%

ベタメタゾン

betamethasone

■リンデロン®

Clinical Points

- がん患者における痛み，食欲不振，倦怠感，悪心・嘔吐，腸閉塞，転移性脳腫瘍（脳浮腫），脊髄圧迫の症状マネジメントとして使用される．
- ①全身作用（がん患者の食欲不振・倦怠感の改善），②局所作用（腫瘍周囲の浮腫・炎症・圧迫の減少，鎮痛作用の増強）がある．
- 投与方法には，①漸減法（最大投与量から開始し，徐々に減量・維持・中止する方法），②漸増法（最少量から開始し徐々に増量する方法）があり，患者の症状，全身状態，生命予後を総合的に評価して選択する．
- 投与後7日目に期待する効果がみられなければ中止する（この場合の突然中止は可能）．
- 2週間以上の連用後に投与を突然中止すると，発熱，頭痛，食欲不振，脱力感，筋肉痛，関節痛，ショックなどの離脱症状が出現することがある．
- 副作用はコルチコステロイドの総投与量と相関するので，開始時期と投与方法を検討する．

Drug Profile

- 抗炎症作用，抗アレルギー作用，免疫抑制作用，広範囲にわたる代謝作用がある合成副腎皮質ステロイド製剤である．
- 糖質コルチコイド作用の力価はヒドロコルチゾンを1とすると，プレドニゾロンは4，ベタメタゾンとデキサメタゾンは25〜30となる（プレドニゾロン5 mg/日≒デキサメタゾン0.5〜1 mg/日≒ベタメタゾン0.5〜1 mg/日）．

ベタメタゾン 259

- 鉱質コルチコイド作用はほとんどみられず，ナトリウム貯留作用はない.
- フッ素基をもたないプレドニゾロンやメチルプレドニゾロンのほうが，フッ素基をもつベタメタゾンやデキサメタゾンと比較してミオパチーは起こりにくい.

分類
- 副腎皮質ステロイド（コルチコステロイド）

剤形・規格単位
- リンデロン®：錠剤（0.5 mg），シロップ（0.1 mg/1 mL），坐剤（0.5 mg，1 mg），散剤（1 mg/1 g），注射剤（2 mg/0.5 mL/管，4 mg/1 mL/管，20 mg/5 mL/管，20 mg/1 mL/管，100 mg/5 mL/管）

適応
　重症消耗性疾患（がん終末期）の全身状態の改善，がん悪液質に伴う食欲不振・倦怠感*，頭蓋内圧亢進*，脊髄圧迫*，神経圧迫*，骨転移*，腫瘍熱*，上大静脈症候群*，放射線肺臓炎，がん性リンパ管症*，がん性胸膜炎*，がん性腹膜炎*，肝被膜の伸展に伴う疼痛*，悪心・嘔吐*，腸閉塞*

用法・用量
緩和ケアにおける投与量（目安）

症状	プレドニゾロン投与量	ベタメタゾン投与量
食欲不振，倦怠感，悪心・嘔吐，骨転移	10〜30 mg/日	1〜4 mg/日
神経圧迫，腸閉塞，放射線肺臓炎	30〜60 mg/日	4〜8 mg/日
頭蓋内圧亢進，脊髄圧迫，上大静脈症候群	60〜120 mg/日	8〜16 mg/日

*保険適用はないが，緩和ケア領域で薬剤が使用される症状，用法・用量

1 非緊急時や生命予後が数カ月以内の場合
- 1回1〜2 mg，1日1回（朝）から開始
- 効果をみながら徐々に増量
- 1日1回（朝）あるいは1日2回（朝，昼）（漸増法）

2 緊急時（頭蓋内圧亢進，脊髄圧迫，上大静脈症候群）や生命予後が 1 カ月以内の場合
- 8 mg/日以上から開始
- 効果をみながら徐々に減量
- 必要最小限の投与量で維持（漸減法）

▌主な副作用

　口腔内カンジダ症，活動性亢進，消化性潰瘍，高血糖，精神変調，気分高揚，意欲亢進，抑うつ，満月様顔貌，不眠，斑状出血，ミオパチー，骨粗鬆症

▌相互作用
- CYP3A4 阻害作用のある併用薬剤により本剤の血中濃度の上昇
- CYP3A4 誘導作用のある併用薬剤により本剤の血中濃度の低下
- 血糖降下薬の作用減弱
- 抗凝血薬の作用減弱
- サリチル酸系薬の作用減弱
- 利尿薬（カリウム保持性利尿薬を除く）の併用により低カリウム血症の可能性
- 非脱分極性筋弛緩薬との長期併用で機序不明の筋弛緩作用の減弱または増強

薬物動態

	ヒドロコルチゾン	プレドニゾロン	デキサメタゾン	ベタメタゾン
抗炎症作用	1	4	25〜30	25〜30
対応量	20 mg	5 mg	0.5〜1 mg	0.5〜1 mg
ナトリウム貯留	1	0.25	<0.01	<0.01
生物学的利用率	96%	75〜85%	78%	98%
Tmax	—	1 時間（経口）	1〜2 時間（経口）	—
血中半減期	1.5 時間	3〜4 時間	5〜6 時間	5〜6 時間
生物学的半減期	8〜12 時間	12〜36 時間	36〜54 時間	36〜54 時間
分類（作用時間）	短時間型	短時間型	長時間型	長時間型

- 代謝　　　：肝臓において還元反応とグルクロン酸抱合.
　　　　　　　主な代謝酵素は CYP3A4
- 排泄　　　：主に尿中

ベンラファキシン

venlafaxine

■イフェクサー® SR

Clinical Points

- 国際疼痛学会の神経障害性疼痛の第一選択薬の1つとして収載されている.
- 他の抗うつ薬の効果が不十分な場合や副作用のため使用できない場合に使用する.
- 退薬症候がみられるため，中止する場合は漸減する.
- セロトニン症候群（不安，焦燥，興奮，錯乱，発汗，下痢，発熱，高血圧，固縮，ミオクローヌス，自律神経不安定など）が現れることがある.

Drug Profile

- セロトニン・ノルアドレナリン再取り込み阻害剤（serotonin noradrenaline reuptake inhibitor：SNRI）である.
- ムスカリン受容体拮抗作用，H_1受容体拮抗作用，αアドレナリン受容体拮抗作用はない.
- 鎮痛機序は下行性抑制系の賦活作用によると考えられている.

分類

- 抗うつ薬

剤形・規格単位

- イフェクサー® SR：カプセル（37.5 mg，75 mg）

適応

神経障害性疼痛*，うつ病・うつ状態

---

*保険適用はないが，緩和ケア領域で薬剤が使用される症状，用法・用量

ベンラファキシン　263

禁忌

- モノアミン酸化酵素阻害剤〔セレギリン（エフピー®），ラサギリン（アジレクト®）〕を投与中あるいは投与中止後 2 週間以内［発汗，不穏，全身痙攣，異常高熱，昏睡などの発現］
- 重度の肝機能障害（Child-Pugh 分類 C）［血中濃度の上昇］
- 重度の腎機能障害（糸球体濾過量 15 mL/分未満）［血中濃度の上昇］

用法・用量

- 1 回 37.5 mg，1 日 1 回食後から開始
- 1 週後より 1 回 75 mg，1 日 1 回食後に増量
- 症状と状態に応じて適宜増減
- 最大投与量は 225 mg/日

主な副作用

悪心，腹部不快感（腹痛，腹部膨満，便秘など），傾眠，浮動性めまい，口内乾燥症，頭痛，QT 延長

相互作用

- CYP2D6 阻害作用のある薬剤の併用により本剤の血中濃度上昇
- CYP3A4 阻害作用のある薬剤の併用により本剤の血中濃度上昇
- CYP2D6 誘導作用のある薬剤の併用により本剤の血中濃度低下
- CYP3A4 誘導作用のある薬剤の併用により本剤の血中濃度低下
- セロトニン作動薬の併用によりセロトニン症候群の危険性の増加
- 中枢神経抑制剤の併用により相加的に中枢神経抑制作用の増強
- アドレナリンやノルアドレナリンの併用により心血管作用（血圧上昇など）の増強
- 血小板凝集抑制剤や抗凝固剤の併用により相加的な出血傾向の増強

薬物動態

- 生物学的利用率：45%
- 効果発現時間　：数週間（うつ病）
- Tmax　　　　　：6 時間

• 半減期	：8〜10 時間
• 代謝	：CYP2D6，CYP3A4（一部），グルクロン酸抱合
• 排泄	：尿中に 87%（未変化体排泄率は 5%）
• 蛋白結合率	：30%

ミダゾラム

midazolam

■ドルミカム®

📋 Clinical Points

- 苦痛緩和のための鎮静に使用される.
- 持続静注あるいは持続皮下注入で投与するが,持続静注のほうが効果は確実である.
- 効果は用量依存的に増強する.
- 本剤は連日投与・持続的投与2～3週後に耐性が生じる.

💊 Drug Profile

- 水溶性ベンゾジアゼピン系鎮静薬である.
- 鎮静作用以外に,抗不安作用,筋弛緩作用,抗痙攣作用がある.
- ベンゾジアゼピン受容体拮抗薬のフルマゼニル(アネキセート®)は,本剤の作用を拮抗させる.
- 効果発現が早く,作用時間・半減期が短いため,調節性に富む.

■ 分類

- 鎮静薬

■ 剤形・規格単位

- ドルミカム®:注射剤(10 mg/2 mL/管)

■ 適応

　苦痛緩和のための鎮静*,麻酔前投薬,全身麻酔の導入および維持,集中治療における人工呼吸中の鎮静

---

*保険適用はないが,緩和ケア領域で薬剤が使用される症状,用法・用量

266　**V** エッセンシャルドラッグ

▌警告
- 呼吸および循環動態を連続的に観察できる施設において使用する.
- 低出生体重児および新生児に対して急速静注をしない.

▌禁忌
- 急性狭隅角緑内障 [眼圧の上昇]
- 重症筋無力症 [症状の悪化]
- HIV プロテアーゼ阻害薬 [リトナビル(ノービア®), アンプレナビル (レクシヴァ®)など] [併用薬剤の CYP3A4 に対する競合的阻害作用による本剤の血中濃度の上昇, 過度の鎮静や呼吸抑制]
- HIV 逆転写酵素阻害薬 [エファビレンツ(ストックリン®)など] [併用薬剤の CYP3A4 に対する競合的阻害作用による本剤の血中濃度の上昇, 不整脈, 持続的な鎮静や呼吸抑制]
- ショックの患者, 昏睡の患者, バイタルサインの抑制がみられる急性アルコール中毒の患者

▌用法・用量
1 苦痛緩和のための持続的鎮静 *
1) 導入
- 0.2〜1 mg/時(5〜24 mg/日), 持続静注・持続皮下注入
- 必要に応じて 1.25〜2.5 mg を追加投与
2) 維持
- 0.2〜5 mg/時(5〜120 mg/日), 持続静注・持続皮下注入
2 麻酔前投薬
- 0.08〜0.10 mg/kg を手術前 30 分〜1 時間に筋注(適宜増減)
3 全身麻酔の導入および維持
- 0.15〜0.30 mg/kg を静注
- 必要に応じて初回量の半量ないし同量を追加投与(適宜増減)
- 静注する場合, なるべく太い静脈を選んで可能な限り緩徐に静注 (1 分以上かけて)

---

*保険適用はないが, 緩和ケア領域で薬剤が使用される症状, 用法・用量

ミダゾラム　267

4 集中治療における人工呼吸中の鎮静

1) 導入
- 0.03 mg/kg を少なくとも 1 分以上かけて静注
- 確実な鎮静導入が必要とされる場合，初回投与量は 0.06 mg/kg までとする
- 必要に応じて 0.03 mg/kg を少なくとも 5 分以上の間隔をあけて追加投与
- 初回投与および追加投与の総量は 0.30 mg/kg までとする

2) 維持
- 0.03〜0.06 mg/kg/時より持続静脈内投与を開始
- 患者の鎮静状態をみながら適宜増減（0.03〜0.18 mg/kg/時の範囲が推奨）
- 患者の年齢，感受性，全身状態，手術術式，麻酔方法などに応じて適宜増減

主な副作用

無呼吸，呼吸抑制，舌根沈下，血圧低下，不整脈，覚醒遅延

相互作用

- CYP3A4 阻害作用のある併用薬剤により本剤の血中濃度の上昇
- CYP3A4 誘導作用のある併用薬剤により本剤の血中濃度の低下

薬物動態

- 効果発現時間　：2〜3 分（静注時）
- Tmax　：1 時間（筋注時）
- 半減期　：2.5 時間（1〜5 時間）
- 代謝　：肝臓でグルクロン酸抱合，CYP3A4 が代謝に関与
- 排泄　：尿中に代謝物として排泄
- 蛋白結合率　：95%

ミルタザピン

mirtazapine

■リフレックス®，レメロン®

Clinical Points

- 抑うつ，不安，焦燥，不眠症のある患者に有効である．
- 開始時に強い眠気，ふらつき，倦怠感がみられることがある（鎮静作用が強い）．
- うつ病に対する効果発現は1～2週間と比較的早い．
- 悪心や掻痒症にある患者にも効果がみられることがある．
- セロトニン症候群(不安，焦燥，興奮，錯乱，発汗，下痢，発熱，高血圧，固縮，頻脈，ミオクローヌス，自律神経不安定など)が現れることがある．

Drug Profile

- ノルアドレナリン作動性・特異的セロトニン作動性抗うつ薬(noradrenergic and specific serotonergic antidepressant：NaSSA)である．
- シナプス前部のα_2アドレナリン自己受容体およびヘテロ受容体の阻害により，ノルアドレナリンとセロトニンの放出を促進することで効果を発現させる．
- 抗ヒスタミン作用による，鎮静作用，制吐作用，抗掻痒作用がある．
- シナプス後部のセロトニン$5-HT_2$とセロトニン$5-HT_3$受容体の阻害により，選択的セロトニン再取り込み阻害薬(selective serotonin reuptake inhibitor：SSRI)に比較して悪心や性機能障害を生じにくい．

分類

- 抗うつ薬

ミルタザピン　269

剤形・規格単位

- リフレックス®：錠剤（15 mg，30 mg）
- レメロン®：錠剤（15 mg，30 mg）

適応

うつ病，うつ状態，悪心*，難治性掻痒症*

禁忌

- モノアミン酸化酵素阻害薬〔セレギリン（エフピー®），ラサギリン（アジレクト®）〕の投与中あるいは投与中止後 2 週間以内［脳内ノルアドレナリン，セロトニンの神経伝達の亢進によるセロトニン症候群の危険性の増加］

用法・用量

- 1 回 7.5～15 mg，1 日 1 回就寝前から開始
- 患者を観察しながら 1 週間以上の間隔をあけて 30 mg/日に増量
- 最大投与量は 45 mg/日

主な副作用

眠気，口渇，倦怠感，便秘，体重増加，頭痛，浮動性めまい

相互作用

- CYP1A2，CYP2D6，CYP3A4 阻害作用のある併用薬剤により本剤の血中濃度の上昇
- CYP3A4 誘導作用のある併用薬剤により本剤の血中濃度の低下
- 中枢神経抑制薬の併用により相加的に中枢神経抑制作用の増強
- セロトニン作動薬の併用によりセロトニン症候群の危険性の増加
- クマリン系抗凝血薬（ワルファリン®）の出血傾向の増強

薬物動態

- 生物学的利用率：50%

*保険適用はないが，緩和ケア領域で薬剤が使用される症状，用法・用量

• 効果発現時間	：1～2 週間（うつ病） 数時間～数日（難治性掻痒症）
• 作用時間	：数日間
• Tmax	：2 時間
• 半減期	：30 時間（20～40 時間）
• 代謝	：CYP1A2，CYP2D6，CYP3A4，グルクロン酸抱合
• 排泄	：尿中に代謝物 75%（未変化体は 5%以下），糞便中に 15%
• 蛋白結合率	：85%

メサドン
methadone
■メサペイン®

Clinical Points

- モルヒネ，オキシコドン，フェンタニル，ヒドロモルフォンなどの強オピオイドに抵抗性のがん疼痛に対して本剤を考慮する．
- 半減期に個人差が非常に大きいので，投与2〜5日後の過鎮静や呼吸抑制に注意する．
- 増量は1週間ごとに行う（定常状態になるのに4〜7日間を要する）．
- 副作用としてQT延長や重篤な不整脈の危険性があるので注意する．
- 先行オピオイドの投与量が多い場合，部分的(3割程度)に本剤に切り替えるほうが安全である．
- ①本剤の開始時，②本剤の増量1週間後，③心疾患があるとき，④QT延長を起こす可能性のある薬剤の併用時，⑤本剤が100 mg/日を超えるとき，心電図検査を行う．

Drug Profile

- 長時間作用型の μ オピオイド受容体作動薬である（合成オピオイド鎮痛薬）．
- μ オピオイド受容体作用，δ オピオイド受容体作用，NMDA（N-methyl-D-aspartate）受容体拮抗作用，セロトニン再取り込み阻害作用がある．
- 脂溶性が高く，分布容量が大きい．
- 蛋白結合率が高く，透析では除去されない．
- 相互作用は複雑かつ多岐にわたる．
- 本剤の鎮痛効力比は一定でなく（モルヒネの5〜20倍），本剤からモルヒネへの換算比も非常に幅広い（1〜75倍）．

272　V　エッセンシャルドラッグ

分類
- オピオイド

剤形・規格単位
- メサペイン®；錠剤（5 mg，10 mg）

適応
他の強オピオイドで治療困難な中程度から高度のがん疼痛

警告
- 本剤の投与は，がん疼痛の治療に精通し，本剤のリスクなどについて十分な知識をもつ医師のもとで，適切と判断される症例についてのみ行う．
- QT延長や心室頻拍（torsades de pointesを含む），呼吸抑制などが現れ，死亡例が報告されている．
- 重篤な副作用により，致命的な経過をたどることがあるので，治療上の有益性が危険性を上回ると判断される場合にのみ投与する．
- 本剤投与開始時・増量時には，特に患者の状態を十分に観察し，副作用の出現に注意する．
- 本剤の薬物動態は個人差が大きく，さらに呼吸抑制は鎮痛効果よりも遅れて出現することがある．
- 他のオピオイドに対する耐性がある患者では，本剤に対する交差耐性が不完全であるため過量投与となることがある．

禁忌
- 重篤な呼吸抑制，重篤な慢性閉塞性肺疾患［呼吸抑制の増強］
- 気管支喘息発作中［呼吸・気道分泌の抑制］
- 麻痺性イレウス［消化管運動の抑制］
- 急性アルコール中毒［呼吸抑制の増強］
- 出血性大腸炎［症状の悪化，治療期間の延長］

用法・用量
- 1回5〜15 mg，1日3回
- 他の強オピオイドから切り替えて使用

経口モルヒネ 60～160 mg/日→メサドン 15 mg/日
経口モルヒネ 161～390 mg/日→メサドン 30 mg/日
経口モルヒネ 391 mg/日以上→メサドン 45 mg/日

- 患者の年齢，全身状態，併用薬などを考慮して過量投与にならないように注意
- 経口モルヒネ 60 mg/日未満のオピオイドからメサドンへの切り替えは推奨されていない
- 痛みの増強時や突出痛の出現時には他のオピオイド速放製剤のレスキュー薬を使用する
- 過鎮静になった場合，投与量を 33～50％減量
- 血中濃度が定常状態に達するまで時間を要するため，初回投与後は少なくとも 7 日間は増量しない
- 増量は 1 日投与量の 50％，1 回当たり 5 mg を上限にする

主な副作用

眠気，悪心・嘔吐，QT 延長，せん妄，便秘

相互作用

- CYP3A4 阻害作用のある併用薬剤により本剤の血中濃度の上昇
- CYP3A4 誘導作用のある併用薬剤により本剤の血中濃度の低下
- 尿アルカリ化を起こす併用薬剤により本剤の血中濃度の上昇
- ジドブジンの作用減弱（機序不明）
- サニルブジン，ジダノシンの血中濃度低下（機序不明）
- QT 延長の可能性のある薬剤により相加的に QT 延長の危険性の増加
- 低カリウム血症による不整脈誘発の危険性のある併用薬剤により相加的に不整脈の危険性の増加
- 中枢神経抑制薬との併用により相加的に中枢神経抑制作用の増強
- 抗コリン作用のある併用薬剤により相加的に抗コリン作用の増強

薬物動態

- 生物学的利用率：80％（40～100％）
- 効果発現時間　：30 分以内

• 作用時間	：4〜5 時間（単回投与時） 8〜12 時間（反復投与時）
• Tmax	：4 時間
• 半減期	：20〜35 時間（5〜130 時間）
• 代謝	：主として CYP3A4，CYP2B6．一部 CYP2C8， CYP2C9，CYP2C19，CYP2D6，CYP3A4 と CYP2B6 の誘導作用 （代謝物に活性は認められない）
• 排泄	：尿中に 20〜80％，糞便中に 20〜40％
• 蛋白結合率	：60〜90％

メトクロプラミド

metoclopramide

■ プリンペラン®

Clinical Points

- 上部消化管運動を促進する作用と制吐作用がある.
- 肝腫大,腹水,がん性腹膜炎などによる胃内容停滞や上部消化管の通過障害に有効である.
- 器質的腸閉塞(完全閉塞)のある患者では,悪心・嘔吐,疝痛,穿孔を誘発する危険性があるため禁忌である.
- ドンペリドンと異なり血液脳関門を通過するため,副作用である錐体外路症状(アカシジア,ジストニア,遅発性ジスキネジアなど)の発現する危険性がある.

Drug Profile

- ドパミン受容体拮抗薬である.
- 抗ドパミン作用(D_2拮抗作用)とセロトニン$5-HT_4$作動作用がある.
- 中枢性〔延髄最後野にある化学受容器引金帯(chemoreceptor trigger zone:CTZ)〕と末梢性(上部消化管に作用)の両方に作用する.
- 用量依存的に効果と副作用が増強する.

分類

- 消化管運動改善薬
- 制吐薬

剤形・規格単位

- プリンペラン®;錠剤(5 mg),細粒(20 mg/1 g),シロップ(1 mg/1 mL),注射剤(10 mg/2 mL/管)

適応

悪心・嘔吐，食欲不振，腹部膨満感

禁忌

- 褐色細胞腫の疑いのある患者［急激な昇圧発作］
- 消化管に出血，穿孔または器質的閉塞のある患者［消化管運動亢進作用による症状の悪化］

用法・用量

1 経口投与

- 1回10mg，1日4回食前・就寝前（1回5mg，1日3回食前では効果不十分のことが多い）

2 静注

- 1回10〜20mgを生理食塩液50〜100mLに溶解し1日1〜4回投与

3 持続皮下注入*

- 30〜100mg/日

主な副作用

不安，焦燥，錐体外路症状，遅発性ジスキネジア，無月経，乳汁分泌，女性型乳房

相互作用

- カルバマゼピン（テグレトール®）の併用により中毒症状（眠気，悪心・嘔吐，めまいなど）
- 抗コリン薬の併用により抗コリン薬の消化管運動抑制作用の拮抗，相互に消化管作用の減弱
- 本剤の制吐作用によりジギタリス製剤の飽和時の指標となる悪心・嘔吐，食欲不振の不顕性化
- 抗ドパミン作用の併用薬剤により内分泌機能異常や錐体外路症状

*保険適用はないが，緩和ケア領域で薬剤が使用される症状，用法・用量

薬物動態

- 生物学的利用率：50〜80%（経口）
- 効果発現時間　：15〜60 分（経口），10〜15 分（筋注）
- 作用時間　　　：1〜2 時間（単回投与時の胃内容排出作用）
- Tmax　　　　　：1〜2.5 時間
- 半減期　　　　：2.5〜5 時間
- 代謝　　　　　：グルクロン酸抱合と硫酸抱合
- 排泄　　　　　：主に尿中

モルヒネ

morphine

■MS コンチン®, オプソ®

Clinical Points

- がん疼痛, 呼吸困難, 咳嗽の症状マネジメントとして使用される.
- 効果と副作用において, モルヒネ, オキシコドン, ヒドロモルフォンは基本的に類似している.
- 経口剤, 注射剤, 坐剤と剤形が豊富である.
- 大量投与・長期投与の場合, 急激な減量・中止(オピオイド・スイッチング)により退薬症候が発現する危険性がある.

Drug Profile

- 主として μ オピオイド受容体に作用するオピオイドである.
- 以下のように他のオピオイドの鎮痛効力比の基準となる.
    経口モルヒネ 30 mg/日
    ≒経口オキシコドン 20 mg/日
    ≒経口ヒドロモルフォン 6 mg/日
    ≒フェンタニル推定吸収量 0.3 mg/日
- 肝臓で主に M3G (morphine-3-glucuronide) と M6G (morphine-6-glucuronide)に代謝され, 大部分が尿中に排泄される.
- M6G はオピオイド受容体と結合して, 鎮痛効果と悪心・嘔吐, 鎮静, 呼吸抑制の原因となりうる.
- M3G はオピオイド受容体とほとんど結合せず, 鎮痛効果はないが, ミオクローヌスなどの神経興奮作用がある.

分類

- オピオイド

モルヒネ　279

▌剤形・規格単位

1 速放製剤
- モルヒネ塩酸塩；末剤
- モルヒネ塩酸塩，錠剤（10 mg）
- オプソ®；内服液（5 mg/2.5 mL/包，10 mg/5 mL/包）

2 徐放製剤
1）12 時間作用製剤
- MS コンチン®；徐放錠（10 mg，30 mg，60 mg）
- モルペス®；徐放細粒 2％（10 mg/0.5 g/包），徐放細粒 6％（30 mg/0.5 g/包）
- MS ツワイスロン®；徐放カプセル（10 mg，30 mg，60 mg）

2）24 時間作用製剤
- パシーフ®；カプセル（30 mg，60 mg，120 mg）

3 注射剤
- モルヒネ塩酸塩；注射剤（10 mg/1 mL/管，50 mg/5 mL/管，200 mg/5 mL/管）
- アンペック®；注射剤（10 mg/1 mL/管，50 mg/5 mL/管，200 mg/5 mL/管）

4 坐剤
- アンペック®；坐剤（10 mg，20 mg，30 mg）

▌適応

　がん疼痛，呼吸困難*，鎮咳*，下痢*（モルヒネ塩酸塩の原末と錠剤のみに鎮咳と下痢の適応がある）

▌禁忌

- 重篤な呼吸抑制［呼吸抑制の増強］
- 気管支喘息発作中［気道分泌の抑制］
- 重篤な肝障害［昏睡］
- 慢性肺疾患に続発する心不全［呼吸抑制や循環不全の増強］
- 痙攣状態（てんかん重積症，破傷風，ストリキニーネ中毒）［脊髄の刺激効果］
- 急性アルコール中毒［呼吸抑制の増強］

---

*保険適用はないが，緩和ケア領域で薬剤が使用される症状，用法・用量

280　Ⅴ　エッセンシャルドラッグ

- アヘンアルカロイドに対する過敏症
- 出血性大腸炎 [腸管出血性大腸菌や赤痢菌などの重篤な感染性下痢
  患者での症状の悪化・治療期間の延長]

用法・用量

1 経口投与
- 20〜30 mg/日から開始
- 適宜増減（増量は 3〜5 割増，減量は 2〜3 割減）

2 持続静注・持続皮下注入
- 10〜15 mg/日から開始
- 適宜増減（増量は 3〜5 割増，減量 2〜3 割減）

3 直腸内投与
- 1 回 5〜10 mg，1 日 3 回から開始
- 適宜増減（増量は 3〜5 割増，減量は 2〜3 割減）

4 レスキュー薬
1）経口投与
- 経口 1 日量の 1/6 の経口速放製剤を 1 回量とする.

2）持続静注・持続皮下注入
- 持続静注・持続皮下注入 1 日量の 1/24 を 1 回量とする.

3）直腸内投与
- 1 回量を投与

主な副作用

　便秘，悪心・嘔吐，眠気，せん妄，呼吸抑制，麻痺性イレウス，
排尿障害

相互作用

- 中枢神経抑制薬の併用により相加的に中枢神経抑制作用の増強
- クマリン系抗凝血薬（ワルファリン®）の出血傾向の増強
- 抗コリン薬の併用により相加的に抗コリン作用の増強
- ジドブジン（別名アジドチミジン）（レトロビル®）の代謝阻害

薬物動態

- 生物学的利用率：30〜60%

モルヒネ　281

- 効果発現時間　30 分（速放製剤）
　　　　　　　　1〜2 時間（12 時間作用製剤）
　　　　　　　　1〜2 時間（24 時間作用製剤）

- 作用時間　　：3〜5 時間（速放製剤）
　　　　　　　　8〜12 時間（12 時間作用製剤）
　　　　　　　　24 時間（24 時間作用製剤）

- Tmax　　　：30〜60 分（速放製剤）
　　　　　　　　2〜4 時間（12 時間作用製剤）
　　　　　　　　6〜8 時間（24 時間作用製剤）

- 半減期　　　：2〜4 時間（速放製剤）
　　　　　　　　2〜4 時間（12 時間作用製剤）
　　　　　　　　8〜10 時間（24 時間作用製剤）

- 代謝　　　　：主として肝臓でグルクロン酸抱合され M3G と
　　　　　　　　M6G に代謝

- 排泄　　　　：大部分は抱合体として尿中に排泄

V

モ

282　Ⅴ　エッセンシャルドラッグ

ラコサミド
lacosamide
■ビムパット®

Clinical Points

- 使用頻度の高い抗てんかん薬である.
- 従来の抗てんかん薬と比較して，安全性と忍容性に優れている.
- 神経障害性疼痛に一定の効果が期待される.
- 相互作用がほとんどない.

Drug Profile

- 新世代薬と分類される抗てんかん薬である.
- 電位依存性ナトリウムチャネルの緩徐な不活性化を選択的に促進し，過興奮状態にある神経細胞膜を安定化させる(ナトリウムイオンチャネル阻害薬).
- てんかん患者の部分発作の単剤療法は，カルバマゼピンと比較して非劣性が示されている.

分類

- 抗てんかん薬

剤形・規格単位

- ビムパット®：錠剤(50 mg，100 mg)

適応

神経障害性疼痛*，てんかん患者の部分発作(二次性全般化発作を含む)

---

*保険適用はないが，緩和ケア領域で薬剤が使用される症状，用法・用量

禁忌

重度の肝機能障害のある患者［使用経験がなく本剤の血中濃度の上昇のおそれ］

用法・用量

1 神経障害性疼痛*
- 1 回 50 mg，1 日 1～2 回から開始
- 1 週間以上の間隔をあけて 50～100 mg/日ずつ増量

2 てんかん患者の部分発作
- 1 回 50 mg，1 日 2 回から開始
- 1 週間以上の間隔をあけて 100 mg/日以下ずつ増量
- 維持量は 200～400 mg/日
- 軽度から中等度の肝機能障害（Child-Pugh 分類 A および B）や重症の腎機能低下（クレアチニンクリアランスが 30 mL/分以下）の場合は，最大投与量を 300 mg/日までにする．

主な副作用

浮動性めまい，疲労，眠気，頭痛，悪心

相互作用

- ほとんどない

薬物動態

- 生物学的利用率：ほぼ 100%
- Tmax　　　　　：0.5～4 時間
- 半減期　　　　：13～15 時間
- 代謝　　　　　：CYP3A4，CYP2C9，CYP2C19 で代謝
- 排泄　　　　　：ほとんど尿中へ排泄
- 蛋白結合率　　：15%

---

*保険適用はないが，緩和ケア領域で薬剤が使用される症状，用法・用量

リスペリドン

risperidone

■リスパダール®

Clinical Points

- せん妄や悪心の薬物療法（対症療法）として使用される.
- 催眠効果は弱いため，不眠症の治療目的としては使用しない.
- 幻覚，妄想，情動鈍麻・意欲低下・感情的引きこもりなどの陰性症状を改善する.
- 本剤は少量（2 mg/日以下）の場合，ハロペリドールと比較して錐体外路症状が出現しにくい.

Drug Profile

- セロトニン・ドパミン拮抗薬（serotonin-dopamine antagonist：SDA）である.
- ドパミン D_2 拮抗作用とセロトニン $5-HT_2$ 拮抗作用が主である.
- 「ハロペリドール 2 mg≒リスペリドン 1 mg」に換算される.
- オランザピンなどの他の非定型抗精神病薬と比較して，高血糖の副作用が少ない.

分類

- 非定型抗精神病薬

剤形・規格単位

- リスパダール®：錠剤（1 mg，2 mg，3 mg），細粒（10 mg/1 g），内服液 1 mg/1 mL（0.5 mg/包，1 mg/包，2 mg/包，3 mg/包），OD 錠（0.5 mg，1 mg，2 mg）

リスペリドン　285

適応

せん妄*，悪心・嘔吐*，認知症の行動・心理症状（behavioral and psychological symptoms of dementia：BPSD）*，統合失調症

禁忌

- 昏睡状態［昏睡状態の悪化］
- バルビツール酸系薬などの中枢神経抑制薬の強い影響下にある患者［中枢神経抑制作用の増強］
- アドレナリンを投与中の患者（アドレナリンをアナフィラキシーの救急治療に使用する場合を除く）［本剤の α 受容体遮断作用により β 受容体刺激作用が優位となり，血圧降下作用の増強］
- パリペリドンに対する過敏症

用法・用量

1　せん妄*，悪心・嘔吐*，認知症の行動・心理症状*
- 1 回 0.5〜1 m℃，1 日 1 回夕食後または就寝前〜2 回（朝，夕食後または就寝前）
- 適宜増減，維持量は通常 1〜2 mg/日
- 高齢者や全身状態不良患者では 1 回 0.5 mg から開始

2　統合失調症
- 1 回 1 mg，1 日 2 回から開始，適宜増減
- 維持量は通常 2〜6 mg/日（最大投与量は 12 mg/日）

主な副作用

眠気，不安，焦燥，不眠，興奮，頭痛，倦怠感，便秘，パーキンソン症候群（振戦，流涎，筋強剛，寡動，歩行障害，仮面様顔貌），アカシジア，ジスキネジア，ジストニア，高プロラクチン血症

相互作用

- CYP3A4 誘導作用のある薬剤の併用により本剤の血中濃度の低下
- CYP2D6 阻害作用のある薬剤の併用により本剤の血中濃度の上昇
- CYP3A4 阻害作用のある薬剤の併用により本剤の血中濃度の上昇

---

*保険適用はないが，緩和ケア領域で薬剤が使用される症状，用法・用量

286　V　エッセンシャルドラッグ

- 中枢神経抑制薬との併用により相加的に中枢神経抑制作用の増強
- 降圧薬の併用により血圧低下
- ドパミン作動作用のある薬剤の併用により本剤のドパミン遮断作用の作用拮抗

薬物動態

- 効果発現時間 ：数時間〜数日（せん妄），数日〜数週（統合失調症）
- 作用時間 ：12〜48 時間（状況により異なる）
- Tmax ：1〜2 時間
- 半減期 ：4 時間（未変化体），20〜24 時間（活性主代謝物 9-ヒドロキシリスペリドン）
- 代謝 ：主に肝代謝酵素 CYP2D6・CYP3A4
- 排泄 ：尿中に 70%，糞便中に 15%
- 蛋白結合率 ：90%

リドカイン

lidocaine

■キシロカイン®

Clinical Points

- 神経障害性疼痛に対して使用される.
- 腹膜播種による痛みや不快感にも有効な場合がある.
- がん疼痛に対するリドカイン持続静注・持続皮下注入の報告は限られているが、難治性神経障害性疼痛のある患者に対する一定の効果が認められる.
- オピオイドや鎮痛補助薬に抵抗性の神経障害性疼痛に本剤を考慮する.

Drug Profile

- 抗不整脈薬 Vaughan Williams 分類においてクラス I 群 b に属する抗不整脈薬である.
- アミド型局所麻酔薬として、表面麻酔、浸潤麻酔、伝達麻酔、硬膜外麻酔、脊髄麻酔にも使用される.
- ナトリウムチャネルを抑制することにより、神経細胞の興奮抑制作用がある.
- 治療域（1.5〜5 μg/mL）と中毒域（5 μg/mL 以上）が近いので、必要に応じて血中濃度を測定する.

分類

- 抗不整脈薬
- 局所麻酔薬

剤形・規格単位

- キシロカイン®；静注用 2％（100 mg/5 mL/管）

288 **V** エッセンシャルドラッグ

▌適応

神経障害性疼痛*，期外収縮（心室性，上室性），発作性頻拍（心室性，上室性），心室性不整脈の予防（急性心筋梗塞時，手術）

▌禁忌

- 重篤な刺激伝導障害（完全房室ブロックなど）［心停止］
- アミド型局所麻酔薬に対する過敏症の既往歴

▌用法・用量

持続静注・持続皮下注入

- 240 mg/日から開始
- 鎮痛効果と患者の状態を観察しながら 12～24 時間ごとに緩徐に増減（240 mg/日⇄480 mg/日⇄720 mg/日⇄960 mg/日）
- 維持量は 240～960 mg/日
- 本剤の有効血中濃度は 1.5～5 μg/mL（5 μg/mL 以上では副作用の出現の増加）
- 投与中は早送りをしない
- アルカリ性注射剤（炭酸水素ナトリウム液など）との配合はしない（アルカリ性注射剤との配合により本剤が析出）

▌主な副作用

めまい，眠気，悪心・嘔吐，不安，興奮，せん妄，刺激伝導系抑制，徐脈，血圧低下，振戦，痙攣，皮膚の発赤（持続皮下注入部）

▌相互作用

- CYP3A4 阻害作用のある併用薬剤により本剤の血中濃度の上昇
- CYP3A4 誘導作用のある併用薬剤により本剤の血中濃度の低下
- 心拍出量や肝血流量の減少作用のある併用薬剤により本剤の代謝の遅延
- クラスⅢ抗不整脈薬〔アミオダロン（アンカロン®）など〕の併用薬剤により相加的に心機能抑制作用の増強

---

*保険適用はないが，緩和ケア領域で薬剤が使用される症状，用法・用量

リドカイン　289

薬物動態

- 半減期　　　：2 時間
- 代謝　　　　：主に CYP1A2 および CYP3A4 で代謝
- 排泄　　　　：尿中に 84%（未変化体は 3%）

ロペラミド

loperamide

■ロペミン®

Clinical Points

- 腸蠕動を抑制し，腸の通過時間を延長させる止瀉薬である.
- 止痢作用は用量依存的に増強される.
- わが国の投与量（1 回 1 mg，1 日 1〜2 回）は，海外の投与量（開始量 1 回 4 mg，最大推奨量 16 mg/日）に比して少ない.
- 薬剤の腸管内の排泄を遅延させるため，抗悪性腫瘍薬投与中に使用する場合は慎重に検討する.
- 末梢性 μ オピオイド受容体拮抗薬であるナルデメジン（スインプロイク®）によって拮抗される.

Drug Profile

- μ オピオイド受容体作動のある止瀉薬である.
- 腸管壁内コリン作動性ニューロン機能を抑制し，腸管の蠕動運動を抑制する.
- 止瀉作用はモルヒネよりも 40〜50 倍強力である.
- 血液脳関門をほとんど通過しない.

分類

- 止瀉薬

剤形・規格単位

- ロペミン®：カプセル（1 mg），細粒（0.5 mg/1 g，1 mg/1 g）

適応

下痢症

ロペラミド **291**

禁忌

- 出血性大腸炎［腸管出血性大腸菌（O157 など）や赤痢菌などの重篤な感染性下痢における症状の悪化，治療期間の延長］
- 抗菌薬の投与に伴う偽膜性大腸炎［症状の悪化，治療期間の延長］
- 低出生体重児，新生児および 6 カ月未満の乳児［海外で過量投与による呼吸抑制，全身性痙攣，昏睡などの重篤な副作用の報告］

用法・用量

- 1 回 1 mg，1 日 1～2 回（適宜増減）

主な副作用

腹部膨満，腹部不快感，眠気，めまい，発疹

相互作用

- CYP3A4 阻害作用のある併用薬剤により本剤の血中濃度の上昇
- CYP3A4 誘導作用のある併用薬剤により本剤の血中濃度の低下
- ケイ酸アルミニウム（アドソルビン®），タンニン酸アルブミン（タンナルビン®）により本剤が吸着され吸収低下

薬物動態

- 効果発現時間　：1 時間，最大効果は 16～24 時間
- 作用時間　　　：3 日間
- Tmax　　　　：4～6 時間
- 半減期　　　　：9～14 時間
- 代謝　　　　　：主に脱メチル化（CYP3A4 によりほぼ代謝される）
- 排泄　　　　　：主として糞便中
- 蛋白結合率　　：96%

ロラゼパム

lorazepam

■ワイパックス®

📋 Clinical Points

- 不安を合併している呼吸困難や予期性悪心・嘔吐のある患者に使用される.
- 眠気や認知などに影響を与えるので, 安易にかつ長期に使用しない.
- 継続使用している患者においては, 急な中止により退薬症候が起こることがある.

🔖 Drug Profile

- ベンゾジアゼピン系抗不安薬である.
- 脳内ベンゾジアゼピン受容体に結合し, GABA神経系の抑制作用を増強する.
- 抗不安作用, 鎮静作用, 抗痙攣作用, 筋弛緩作用がある(特に抗不安作用と筋弛緩作用が強力である).
- 肝薬物代謝酵素が関与せず, 薬剤の相互作用はほとんどない.

▍分類

- 抗不安薬

▍剤形・規格単位

- ワイパックス®:錠剤(0.5 mg, 1 mg)

▍適応

難治性嘔吐*, 予測性嘔吐*, 呼吸困難*, 神経症における不安・緊張・抑うつ, 心身症(自律神経失調症, 心臓神経症)における身体

*保険適用はないが, 緩和ケア領域で薬剤が使用される症状, 用法・用量

ロラゼパム　293

候ならびに不安・緊張・抑うつ

禁忌
- 急性狭隅角緑内障［抗コリン作用による眼圧上昇］
- 重症筋無力症［筋弛緩作用による症状の悪化］

用法・用量
- 1回0.5〜1 mg，1日2〜3回(適宜増減)

主な副作用
　眠気，ふらつき，めまい，頭重，頭痛，悪心，食欲不振，口渇，
倦怠感，脱力感

相互作用
- 中枢神経抑制薬の併用により相加的に中枢神経抑制作用の増強
- ダントロレン(ダントリウム®)の併用により相加的に筋弛緩作用の
  増強
- プレガバリン(リリカ®)の併用により相加的に認知機能障害および
  粗大運動機能障害の増悪

薬物動態
- 生物学的利用率：93％
- 効果発現時間　：10〜15分
- 作用時間　　　：6〜24時間(中時間作用)
- Tmax　　　　：2時間
- 半減期　　　　：10〜20時間
- 代謝　　　　　：グルクロン酸抱合
- 排泄　　　　　：主に尿中
- 蛋白結合率　　：88〜93％

参考図書

1) Twycross R, Wilcock A, Howard P (eds). Palliative Care Formulary (6th ed). Palliativedrugs.com Ltd, 2017.

2) Cherny NI, Fallon MT, Kaasa S, Portenoy RK, Currow DC (eds). Oxford Textbook of Palliative Medicine (5th ed). Oxford University Press, 2015

3) 日本緩和医療学会. がん患者の消化器症状の緩和に関するガイドライン 2017 年版. 金原出版, 2017

4) 日本緩和医療学会. がん患者の呼吸器症状の緩和に関するガイドライン 2016 年版. 金原出版, 2016

5) 日本緩和医療学会. がん患者の治療抵抗性の苦痛と鎮静に関する基本的な考え方の手引き 2018 年版. 金原出版, 2018

6) 武田文和, 鈴木 勉(監訳). トワイクロス先生の緩和ケア処方薬(第 2 版). 医学書院, 2017

7) 森田達也, 木澤義之(監修). 緩和ケアレジデントマニュアル. 医学書院, 2016

8) 森田達也. 緩和治療薬の考え方, 使い方(第 2 版). 中外医学社, 2017

9) 森田達也. 患者と家族にもっと届く緩和ケア：ひととおりのことをやっても苦痛が緩和しない時に開く本. 医学書院, 2018

10) 森田達也. 終末期の苦痛がなくならない時, 何が選択できるのか？苦痛緩和のための鎮静[セデーション]. 医学書院, 2017

薬効別索引

鎮痛薬

非オピオイド鎮痛薬

アセトアミノフェン　106
アセリオ®　106
カロナール®　106
フルルビプロフェン　236
ロピオン®　236

オピオイド

アブストラル®　219
アンペック®　279
イーフェン®　222
オキシコドン経口剤　125
オキシコドン注射剤　128
オキシコンチン®　125
オキノーム®散　125
オキファスト®　128
オプソ®　278
コデイン　146
タペンタ®　172
タペンタドール　172
デュロテップ®MTパッチ　217
トラマール®　185
トラマドール　185
ナルサス®　207
ナルベイン®　210

ナルラピド®　207
パシーフ®　279
ヒドロモルフォン経口剤　207
ヒドロモルフォン注射剤　210
フェンタニル経皮吸収型製剤
　（1日貼付型製剤）　213
フェンタニル経皮吸収型製剤
　（3日貼付型製剤）　216
フェンタニル舌下錠　219
フェンタニル注射剤　225
フェンタニルバッカル錠　222
フェントス®テープ　214
ブプレノルフィン　231
メサドン　271
メサペイン®　271
モルヒネ　278
モルヒネ塩酸塩　279
モルペス®　279
レペタン®　231
ワンデュロ®パッチ　214
ワントラム®　185
MSコンチン®　278
MSツワイスロン®　279

末梢性 μ オピオイド受容体拮抗薬

スインプロイク® 194

ナルデメジン 194

鎮痛補助薬

カルシウムチャネル $\alpha_2\delta$ リガンド

ガバペン® 137

ガバペンチン 137

プレガバリン 239

リリカ® 239

GABA トランスアミナーゼ阻害薬

セレニカ® R 199

デパケン® 199

バルプロ酸 199

三環形抗うつ薬

アミトリプチリン 114

トリプタノール® 114

ノリトレン® 196

ノルトリプチリン 196

セロトニン・ノルアドレナリン再取り込み阻害剤

サインバルタ® 182

デュロキセチン 182

ナトリウムチャネル遮断剤

キシロカイン® 287

ビムパット® 282

ラコサミド 282

リドカイン 287

コルチコステロイド

デカドロン® 175

デキサメタゾン 175

プレドニゾロン 242

プレドニン® 242

ベタメタゾン 258

リンデロン® 258

NMDA（N-methyl-D-aspartate）受容体拮抗薬

ケタミン 143

ケタラール® 143

制吐薬

オランザピン 134

ジアゼパム 152

ジフェンヒドラミン・ジプロフィリン配合剤 155

ジプレキサ® 134

ジプレキサ® ザイディス 134

ジメンヒドリナート 157

セニラン® 252

セルシン® 152

セレネース® 202

ダイアップ® 153

デカドロン® 175

デキサメタゾン 175

トラベルミン® 155

ドラマミン® 157
ドンペリドン 191
ナウゼリン® 191
ノバミン® 246
ハロペリドール 202
ヒベルナ® 255
ピレチア® 255
プリンペラン® 275
プレドニゾロン 242
プレドニン® 242
プロクロルペラジン 246
ブロマゼパム 252
プロメタジン 255
ベタメタゾン 258
ホリゾン® 152
メトクロプラミド 275
リスパダール® 284
リスペリドン 284
リンデロン® 258
レキソタン® 252
ロラゼパム 292
ワイパックス® 292

抗ヒスタミン薬
ジフェンヒドラミン・ジプロ
　フィリン配合剤 155
ジメンヒドリナート 157
トラベルミン® 155
ドラマミン® 157

ヒベルナ® 255
ピレチア® 255
プロメタジン 255

消化管運動改善薬
ドンペリドン 191
ナウゼリン® 191
プリンペラン® 275
メトクロプラミド 275

下剤
酸化マグネシウム 149
ピコスルファート 205
ラキソベロン® 205

止瀉薬
コデイン 146
ロペミン® 290
ロペラミド 290

鎮咳薬
アンペック® 279
オプソ® 278
コデイン 146
パシーフ® 279
モルヒネ 278
モルペス® 279
MS コンチン® 278
MS ツワイスロン® 279

鎮痙薬

ブスコパン® 228
ブチルスコポラミン臭化物
228

分泌抑制薬

ブスコパン® 228
ブチルスコポラミン臭化物
228

利尿薬

アゾセミド 112
アルダクトン® A 159
サムスカ® 188
スピロノラクトン 159
ダイアート® 112
トルバプタン 188
フロセミド 249
ラシックス® 249

ビスホスホネート製剤

ゾメタ® 169
ゾレドロン酸 169

ヒト型抗 RANKL
モノクローナル抗体製剤

デノスマブ 179
ランマーク® 179

ソマトスタチンアナログ

オクトレオチド 131
サンドスタチン® 131

抗精神病薬

アセナピン 109
アリピプラゾール 117
エビリファイ® 117
オランザピン 134
クエチアピン 140
シクレスト® 109
ジプレキサ® 134
ジプレキサ® ザイディス 134
セレネース® 202
セロクエル® 140
ハロペリドール 202
リスパダール® 284
リスペリドン 284

抗うつ薬

アミトリプチリン 114
イフェクサー® SR 262
エスシタロプラム 120
サインバルタ® 182
ジェイゾロフト® 164
セルトラリン 164
デュロキセチン 182
トリプタノール® 114
ノリトレン® 196

ノルトリプチリン　196
ベンラファキシン　262
ミルタザピン　268
リフレックス®　268
レクサプロ®　120
レメロン®　268

抗不安薬

ジアゼパム　152
セニラン®　252
セルシン®　152
ダイアップ®　153
ブロマゼパム　252
ホリゾン®　152
レキソタン®　252
ロラゼパム　292
ワイパックス®　292

睡眠薬

エスゾピクロン　123

サイレース®　234
スボレキサント　162
ゾルピデム　167
フルニトラゼパム　234
ベルソムラ®　162
マイスリー®　167
ルネスタ®　123

鎮静薬

サイレース®　234
ジアゼパム　152
セルシン®　152
ダイアップ®　153
ドルミカム®　265
フルニトラゼパム　234
ホリゾン®　152
ミダゾラム　265

薬剤名索引

和文

あ
アセトアミノフェン　106
アセナピン　109
アセリオ®　106
アゾセミド　112
アブストラル®　219
アミトリプチリン　114
アリピプラゾール　117
アルダクトン®A　159
アンペック®　279

い
イーフェン®　222
イフェクサー®SR　262

え
エスシタロプラム　120
エスゾピクロン　123
エビリファイ®　117

お
オキシコドン経口剤　125
オキシコドン注射剤　128
オキシコンチン®　125
オキノーム®散　125
オキファスト®　128
オクトレオチド　131

お
オプソ®　278
オランザピン　134

か
ガバペン®　137
ガバペンチン　137
カロナール®　106

き
キシロカイン®　287

く
クエチアピン　140

け
ケタミン　143
ケタラール®　143

こ
コデイン　146

さ
サイレース®　234
サインバルタ®　182
サムスカ®　188
酸化マグネシウム　149
サンドスタチン®　131

し
ジアゼパム　152
ジェイゾロフト®　164
シクレスト®　109

薬剤名索引　301

ジフェンヒドラミン・ジプロ
　フィリン配合剤　155
ジプレキサ®　134
ジプレキサ®ザイディス　134
ジメンヒドリナート　157

す

スインプロイク®　194
スピロノラクトン　159
スボレキサント　162

せ

セニラン®　252
セルシン®　152
セルトラリン　164
セレニカ®R　199
セレネース®　202
セロクエル®　140

そ

ゾメタ®　169
ゾルピデム　167
ゾレドロン酸　169

た

ダイアート®　112
ダイアップ®　153
タペンタ®　172
タペンタドール　172

て

デカドロン®　175
デキサメタゾン　175
デノスマブ　179

デパケン®　199
デュロキセチン　182
デュロテップ®　216
デュロテップ®MTパッチ　217

と

トラベルミン®　155
トラマール®　185
トラマドール　185
ドラマミン®　157
トリプタノール®　114
トルバプタン　188
ドルミカム®　265
ドンペリドン　191

な

ナウゼリン®　191
ナルサス®　207
ナルデメジン　194
ナルベイン®　210
ナルラピド®　207

の

ノバミン®　246
ノリトレン®　196
ノルトリプチリン　196

は

パシーフ®　279
バルプロ酸　199
ハロペリドール　202

ひ

ピコスルファート　205

薬剤名索引

302　薬剤名索引

ヒドロモルフォン経口剤　207
ヒドロモルフォン注射剤　210
ヒベルナ®　255
ビムパット®　282
ピレチア®　255

ふ

フェンタニル経皮吸収型製剤
　（1日貼付型製剤）　213
フェンタニル経皮吸収型製剤
　（3日貼付型製剤）　216
フェンタニル舌下錠　219
フェンタニル注射剤　225
フェンタニルバッカル錠　222
フェントス®テープ　214
ブスコパン®　228
ブチルスコポラミン臭化物
　　　　　　　　　　　228
ブプレノルフィン　231
プリンペラン®　275
フルニトラゼパム　234
フルルビプロフェン　236
プレガバリン　239
プレドニゾロン　242
プレドニン®　242
プロクロルペラジン　246
フロセミド　249
ブロマゼパム　252
プロメタジン　255

へ

ベタメタゾン　258
ベルソムラ®　162
ベンラファキシン　262

ほ

ホリゾン®　152

ま

マイスリー®　167

み

ミダゾラム　265
ミルタザピン　268

め

メサドン　271
メサペイン®　271
メトクロプラミド　275

も

モルヒネ　278
モルヒネ塩酸塩　279
モルペス®　279

ら

ラキソベロン®　205
ラコサミド　282
ラシックス®　249
ランマーク®　179

り

リスパダール®　284
リスペリドン　284
リドカイン　287
リフレックス®　268

リリカ® 239
リンデロン® 258

り

ルネスタ® 123

れ

レキソタン® 252
レクサプロ® 120
レグナイト® 138
レペタン® 231
レメロン® 268

ろ

ロピオン® 236
ロペミン® 290
ロペラミド 290
ロラゼパム 292

わ

ワイパックス® 292
ワンデュロ® パッチ 214
ワントラム® 185

欧文

A

acetaminophen 106
amitriptyline 114
aripiprazole 117
asenapine 109
azosemide 112

B

betamethasone 258
bromazepam 252
buprenorphine 231

C

codeine 146

D

denosumab 179
dexamethasone 175
diazepam 152
dimenhydrinate 157
diphenhydramine/
　diprophylline 155
domperidone 191
duloxetine 182

E

escitalopram 120
eszopiclone 123

F

fentanyl citrate buccal tablet 222
fentanyl citrate sublingual tablet 219
fentanyl injection 225
fentanyl patch for one day 213
fentanyl patch for three days 216
flunitrazepam 234

304 薬剤名索引

flurbiprofen 236
furosemide 249

G
gabapentin 137

H
haloperidol 202
hydromorphone 207
hydromorphone injection 210

K
ketamine 143

L
lacosamide 282
lidocaine 287
loperamide 290
lorazepam 292

M
magnesium oxide 149
methadone 271
metoclopramide 275
midazolam 265
mirtazapine 268
morphine 278
MS コンチン® 278
MS ツワイスロン® 279

N
naldemedine 194
nortriptyline 196

O
octreotide 131
olanzapine 134
oxycodone 125
oxycodone injection 128

P
picosulfate 205
prednisolone 242
pregabalin 239
prochlorperazine 246
promethazine 255

Q
quetiapine 140

R
risperidone 284

S
scopolamine butylbromide 228
sertraline 164
spironolactone 159
suvorexant 162

T
tapentadol 172
tolvaptan 188
tramadol 185

V
valproic acid 199
venlafaxine 262

薬剤名索引　305

Z

zoledronic acid hydrate　169

zolpidem　167

事項索引

和文

あ
悪液質　30
悪性胸水　68
悪性脊髄圧迫　78
悪性腸閉塞　40
悪性腹水　54
アロディニア　21

い
異常痛症　21
依存　25
イレウス　40

う
うずくような痛み　22
うつ病　89

お
嘔吐　36
悪心　36
オピオイド　25
オピオイド・スイッチング　26
オピオイド誘発性便秘症　194

か
咳嗽　64
化学受容器引金帯　191, 246, 275
喀痰　64

過鎮静　27
がん悪液質　30
感覚過敏　21
感覚消失　21
感覚鈍麻　21
がん関連倦怠感　33
がん食欲不振・悪液質　30
乾性咳嗽　64
がん疼痛　20

き
機械的腸閉塞　40
器質性便秘　45
気道分泌過多　71
機能性便秘　45
機能的腸閉塞　40
吸収　5
急性咳嗽　65
急性下痢　50
胸水　68
恐怖　85

く
苦痛緩和のための鎮静　100

け
痙攣性腸閉塞　40
下痢　50

事項索引　307

倦怠感　33

効果発現時間　4
高カルシウム血症　81
呼吸困難　59

作用時間　4

し
ジセステジア　21
死前喘鳴　71
湿性咳嗽　64
食欲不振　30
神経障害性疼痛　22
身体依存　25

せ
生物学的利用率　4
脊髄圧迫　78
セロトニン・ドパミン拮抗薬　284
セロトニン・ノルアドレナリン再取り込み阻害剤　182, 262
選択的セロトニン再取り込み阻害剤　120, 164, 268
せん妄　93

代謝　4, 6
体性痛　22
体内動態の概説　5
体内分布　6

多元受容体作用抗精神病薬　109, 134, 140
蛋白結合率　4

ち
腸閉塞　40
鎮静，苦痛緩和のための　100
鎮痛補助薬　27

つ
痛覚過敏　21
痛覚消失　21
痛覚鈍麻　21

て
転移性脳腫瘍　74
電撃様痛　22

と
疼痛　20

な
内臓痛　22

日常生活動作　23

ね
眠気　27

の
脳腫瘍，転移性　74
ノルアドレナリン作動性・特異的セロトニン作動性抗うつ薬　268

は
排泄　4, 7

パレステジア　21
半減期　4

ひ
非オピオイド鎮痛薬　24
ビスホスホネート製剤　169
非定型抗精神病薬
　　　　　109, 117, 134, 140, 284
ヒト型抗 RANKL モノクロー
　ナル抗体製剤　179

ふ
不安　85
腹水　54
ブチロフェノン系定型抗精神病
　薬　202
不眠症　97

へ
便秘　45

ま
麻痺性腸閉塞　40
末梢性 μ オピオイド受容体拮
　抗薬　194
慢性咳嗽　65
慢性下痢　50

や
灼けるような痛み　22

よ
抑うつ　89

欧文

A
absorption　5
allodynia　21
analgesia　21
anesthesia　21
anxiety　85
ascites　54

B
bioavailability　4
BPSD：behavioral and
　psychological symptoms of
　dementia　135

C
C6G：codeine-6-
　glucuronide　148
cancer-related fatigue　33
cancer anorexia-cachexia
　　　　　　　　　　　　　　30
constipation　45
cough　64
CTZ：chemoreceptor trigger
　zone　191, 246, 275
CYP：cytochrome P 450　6

D
death rattle　71
delirium　93
dependence　25
depression　89

事項索引 309

diarrhea 50
distribution 6
duration of action 4
dysesthesia 21
dyspnea 59

excessive airway secretions 71
excretion 4, 7

half-life 4
hyperalgesia 21
hypercalcemia 81
hyperesthesia 21
hyperpathia 21
hypoalgesia 21
hypoesthesia 21

ileus 40
insomnia 97
intestinal obstruction 40

MARTA：multi-acting receptor targeted antipsychotics 109, 134, 140
maximum drug concentration time 4
MBO：malignant bowel obstruction 40
metabolism 4, 6
metastatic brain tumor 74

N-メチル-D-アスパラギン酸 143
NaSSA：noradrenergic and specific serotonergic antidepressant 268
nausea 36
NMDA：N-methyl-D-aspartate 143
NMDA 受容体拮抗薬 143

OIC：opioid-induced constipation 194
onset of action 4

PAMORA：peripherally acting mu-opioid receptor antagonist 194
paresthesia 21
plasma protein binding 4
pleural effusion 68

RANKL：receptor activator for nuclear factor-κ B ligand 179

ROO：rapid onset opioid
219, 222

SAAG：serum-ascites
albumin gradient 56
SDA：serotonin-dopamine
antagonist 284
sedation for relief of suffering
100
SNRI：serotonin
noradrenaline reuptake
inhibitor 182, 262
spinal cord compression 78

SSRI：selective serotonin
reuptake inhibitor
120, 164, 268

Tmax 4
TRF：tamper-resistant
formulation 172

vomiting 36

W
WHO 必須医薬品モデル・リスト 12

■ エッセンシャルドラッグ

- アセトアミノフェン········· 106
- アセナピン················· 109
- アゾセミド················· 112
- アミトリプチリン········· 114
- アリピプラゾール········· 117
- エスシタロプラム········· 120
- エスゾピクロン··········· 123
- オキシコドン経口剤······· 125
- オキシコドン注射剤······· 128
- オクトレオチド··········· 131
- オランザピン············· 134
- ガバペンチン············· 137
- クエチアピン············· 140
- ケタミン················· 143
- コデイン················· 146
- 酸化マグネシウム········· 149
- ジアゼパム··············· 152
- ジフェンヒドラミン・
  ジプロフィリン配合剤····· 155
- ジメンヒドリナート······· 157
- スピロノラクトン········· 159
- スボレキサント··········· 162
- セルトラリン············· 164
- ゾルピデム··············· 167
- ゾレドロン酸············· 169
- タペンタドール··········· 172
- デキサメタゾン··········· 175
- デノスマブ··············· 179
- デュロキセチン··········· 182
- トラマドール············· 185
- トルバプタン············· 188
- ドンペリドン············· 191
- ナルデメジン············· 194
- ノルトリプチリン········· 196
- バルプロ酸··············· 199
- ハロペリドール··········· 202
- ピコスルファート········· 205
- ヒドロモルフォン経口剤··· 207
- ヒドロモルフォン注射剤··· 210
- フェンタニル経皮吸収型
  製剤（1日貼付型製剤）··· 213
- フェンタニル経皮吸収型
  製剤（3日貼付型製剤）··· 216
- フェンタニル舌下錠······· 219
- フェンタニルバッカル錠··· 222
- フェンタニル注射剤······· 225
- ブチルスコポラミン臭化物
  ······················· 228
- ブプレノルフィン········· 231
- フルニトラゼパム········· 234
- フルルビプロフェン······· 236
- プレガバリン············· 239
- プレドニゾロン··········· 242
- プロクロルペラジン······· 246
- フロセミド··············· 249
- ブロマゼパム············· 252
- プロメタジン············· 255
- ベタメタゾン············· 258
- ベンラファキシン········· 262
- ミダゾラム··············· 265
- ミルタザピン············· 268
- メサドン················· 271
- メトクロプラミド········· 275
- モルヒネ················· 278
- ラコサミド··············· 282
- リスペリドン············· 284
- リドカイン··············· 287
- ロペラミド··············· 290
- ロラゼパム··············· 292